하이브리드의학

-서양의학의 한계를 보완하는 동양의학-

불만과 불안을 품은 채

명원에 다니며,

계속 약만 복용하고 있을 당신에게…

하이브리드 의학

-서양의학의 한계를 보완하는 동양의학-

의사/도쿄대학대학원 의학부 객원연구원
오카베 테츠로 지음 | **권승원** 옮김

청홍

◆

나도 '원인불명의 병'으로
쓰러진 적이 있다

저는 고등학교에 입학하고 얼마 지나지 않아 원인불명의 병으로 쓰러져 병원에 실려 갔습니다. 원래 허약체질이었던 것도 아니고, 몸 상태가 좋지 않다는 등의 자각증상도 없었습니다. 그런 저를 갑자기 습격해 온, 매우 급작스러운 사건이었습니다.

놀란 것은 그 병에 결국 병명을 붙이지 못했다는 것입니다. 신장이 나빠져 있는 것은 분명했지만, 왜 그런 상태가 되었는지 알아내지 못했습니다. 그래서 치료방법이 없었습니다. 의사는 아무 것도 하지 못했습니다. 물론 증상도 좋아지지 않았습니다.

장래가 불투명한 상황에서 저는 장기입원생활을 강요받았습니다.

원인이나 치료방법이 불분명했고, 약을 복용하는 것도 아니고, 외과수술을 하는 것도 아닌 채, 그냥 침대에 누워 있었습니다. 의사는 어떻게 해야 할지 몰라 우선은 식사나 운동만 제한시켰습니다.

어떤 병인지도 모르는데, 꼭 그렇게 해야 했을까?
식사나 운동을 제한하면, 이 병이 나을까?

많은 의문을 가지면서도 환자에게 의사는 절대적인 존재였기 때문에 그 지시를 따라야 했습니다.

그리고 반년 정도가 지나자 겨우 몸 상태는 좋아졌고, 퇴원하게 되었습니다. 식사나 운동제한이 효과를 낸 것은 아니었습니다. 물론 마지막까지도 병의 원인과 좋아진 요인도 알지 못한 채 퇴원했습니다.

이 한 사건을 계기로, 저는 한 가지 진실을 알게 되

었습니다.

치료법이 없는 병이 이 세상에 실제로 존재한다.

의사가 모든 병을 치료할 수 있는 것은 아니다.

동시에 이런 생각이 싹 텄습니다.

그렇다면 스스로 의사가 되어, 병을 완전히 치료하는 방법을 찾아보자!

이렇게 저는 도쿄대학 의학부 문을 두드리게 되었습니다.

◆

새로운 항암제 개발에 몰두했던
도쿄대학병원 시절

제 목적은 지위도 명예도 돈도 아닌 어떤 병이 무슨 원인으로 발생하는 지를 찾아, 그 치료법을 확립하는 것이었습니다. 흥미는 거기에 밖에 없었습니다.

병이라는 강적에 결국 도전할 것이라면, 강하면 강

한 상대일수록 좋다. 그런 생각이 근저에 깔려있다 보니 당시 치명적 질환으로 가장 주목을 받고 있던 암을 타깃으로 삼기로 했습니다. 항암제 개발과 연구에 도전했습니다.

결론부터 말하겠습니다.

오랜 세월에 걸친 연구 끝에, 어느 정도 성과를 올릴 수는 있었습니다. 학회에서 높게 평가를 받는 새로운 발견도 많이 했습니다.

하지만 암을 완전히 치료하는 약 개발에는 이르지 못했습니다. 의국 내 파벌투쟁에 휘말려 만족스럽게 연구를 할 수 없는 상황에 빠지기도 했고, 도무지 견뎌내기 어려운 생각을 마음에 품고 있었던 적도 종종 있었습니다. 고등학생 시절에 '병을 완전히 치료하는 방법을 찾자'던 높은 뜻을 가지고 이 세계에 들어왔지만, 좀처럼 생각대로 되지는 않았습니다.

그러던 중, 제 인생에 전환점이 찾아왔습니다. 바이

오테크놀로지 전문가인 한 지인으로부터 한방을 추천 받은 것입니다.

'제 친구 중에 한방프로가 있어요. 꽤 뛰어난 친구인데, 한 번 만나보시겠습니까?'

당시 30대 후반이던 저는 그때까지만 해도 '중의학'(중국전통의학)에 부정적인 생각을 가지고 있었습니다. 물론 제 눈으로 직접 증명된 내용을 보지 않으면 믿을 수 없기 때문이었으나, 전문 외 분야였기 때문에 본질 자체를 알아봐야할 이유를 느끼지 못한 것도 있었습니다.

한방약 같은 것이 정말 효과가 있기나 할까?

사실 이것이 꾸밈없는 진심이었습니다.

◆

한 알츠하이머병 환자와의 만남

하지만 한편으론, 내가 잘 알지 못하는 의료분야를 한

번 살펴보고 싶다는 생각도 있었습니다. 병을 완전히 치료하는 방법을 찾아내는 것이 저의 가장 큰 목표였기 때문에, 그것에 가까워질 가능성이 조금이라도 있다면 무시해 버릴 수는 없었습니다.

반신반의하며 지인이 "한방프로"라고 경의를 표했던 대만인 의사가 운영하는 클리닉에 방문했습니다.

진료하는 모습을 견학하게 되었습니다.

놀라움의 연속이었습니다.

수차례 견학을 했는데, 그때마다 서양의학의 상식으로는 상상도 할 수 없었던 치료법을 눈앞에서 볼 수 있었습니다.

그리고 무엇보다 놀랐던 것은 치료를 받은 환자분들이 순식간에 좋아졌다는 것입니다.

하루는 알츠하이머병이 발생한 고령여성이 내원했습니다. 매일 밤, 집을 나가 배회한다고 했습니다. 가족들도 꽤 고통스러워 보였습니다.

　의사는 그 여성의 상태를 진찰하고, 한방약을 처방했습니다. 그리고 한동안 계속 복용하도록 했습니다.

　수개월 뒤, 그 여성의 배회가 완전히 멈췄습니다. 약이 들었다고밖에 할 수 없었습니다. 배회하던 사람을 원래 상태로 돌려놓을 수 있다는 개념은 서양의학의 세계에는 존재하지 않습니다. 꽤 큰 충격을 받고 말았습니다.

　이외에도 암이나 류마티스부터 다양한 병에 한방약이 효과를 발휘하는 모습을 제 눈으로 직접, 확실히, 확인할 수 있었습니다. 모두 다 서양의학으로는 절대 상대해 낼 수 없는 영역이었습니다.

　"저도 이렇게 할 수 있을까요?"

　이렇게 물었습니다.

　"가능합니다."

　선생님은 바로 이렇게 답했습니다.

　이렇게 저는 중의학(中醫學) 권위자로서 이름을 떨쳐온 린텐테이(林天定) 선생 문하에 제자로 들어가게 되었습니다.

◆

서양의학을 능가한
의료

의료는 사이언스이며, 사이언스는 재현 가능한 것입니다. 누가해도 동일하게 할 수 있어야만 합니다. 바꿔 말하면, 누구나 똑같이 할 수 있다면, 그 의료는 틀림없는 사이언스 그 자체라 할 수 있겠죠.

저는 선생님에게 가르침을 구하며, 추가로 중국에서 서적을 구해 독학으로 중의학을 공부하여, 제 환자에게도 한방약을 처방해 보게 되었습니다.

한마디로, 너무 잘 들었습니다.

특히 치매환자에서 효과가 좋았습니다. 기억력, 이해력, 논리적 사고력이 개선되어, 이전보다도 모두 머리가 샤프해졌습니다.

앞서도 언급했던 증례처럼 배회가 멈춘 분도 있었는데, 첫 진료 때, 접수처에서 제대로 대답도 하지 못하던

분이, 수주 후, 제게 '선생님, 오늘은 안색이 좋네요'라는 말을 스스로 하기도 했습니다.

이외에도 서양의학의 상식으로는 도저히 생각할 수 없는 기적 같은 현상이 몇 번씩 일어났습니다. 그중에는 결합조직질환이나 류마티스 같은 난치로 일컬어지는 질환이 완전히 나아버린 분도 있었습니다.

더 이상 한방에 회의적이었던 저는 없습니다.

중의학은 서양의학을 능가한다—그렇게 확신하게 되었습니다.

의사로서의 자세가 180도 바뀐 순간이다! 그렇게 표현해도 좋을 것 같습니다.

◆

그래서
당신의 병이 낫지 않는다

서양의학은 대증요법 의료입니다. 나빠진 부분을 콕

짚어 잡아내거나, 새로운 것이나 대용품이 될 만한 것으로 바꿔 놓는 외과영역에는 일정정도 높은 평가를 할 수 있겠지만, 약을 사용한 치료는 한계가 많습니다. 솔직히 말해, 특별한 장점이 없습니다.

병의 진행을 억누른다.

통증을 완화한다.

이것이 최선입니다. 양약을 복용해서 병이 생기기 전의 건강상태로 돌아가는 것은 불가능합니다. 솔직히, 매순간, 그 상황만 넘기는 용도로, 속임수 도구에 지나지 않습니다.

이에 반해, 중의학은 '근치치료(根治治療)'를 가능하게 하는 의료입니다. 한방약을 복용함으로써 병을 완전히 치료하여, 건강체로 돌아가는 것도 가능합니다.

게다가 최대 장점은 좋아진 뒤에 약을 복용하지 않더라도 건강체를 유지할 수 있다는 점입니다. 이것이 난치병을 앓고 죽을 때까지 약을 복용하길 강요하는 서양의학과 가장 큰 차이점입니다.

서양의학과 중의학 양쪽을 공부할 수 있었던 저였기 때문에 깨달았던 것, 알게 된 것은 매우 많습니다. 양쪽의 특징, 장단점을 숙지하고 있습니다.

그런 제가 여러분께 소리 높여 전하고 싶은 것이 있습니다.

그것은….

서양의학에는 한계가 있다는 것입니다.

특히 병을 낫게 한다는 점에서는 중의학에 한참 뒤쳐집니다. 그것은 틀림없습니다.

하지만 이 사실을 알더라도 두통이 생기면 진통제를 복용하고, 혈압이 오르면 혈압강하제를 복용하며, 겨울철이 가까워지면 독감백신을 맞는 것을 멈추지 않는 분이 대부분일 겁니다.

그래서 당신의 병이 낫지 않는 것입니다.

　이렇게 이 책을 손에 넣고 읽게 된 것도 어떻게 보면 인연입니다. 꼭 이번을 한 가지 계기로 삼아 '병을 치료한다'는 것을 진지하게 생각해 보시기 바랍니다. 그리고 '의료=서양의학'이라는 잘못된 인식을 버려주세요.

　한계를 알고, 새로운 가능성을 찾는다.

　이것을 실천하지 않는 사람은 언제나 변함이 없을 겁니다.

　일본은 인생 80세 시대에서 단숨에 100세 시대로 돌입해가고 있습니다. 말년에 심신 모두 건강히 생활할 수 있기 위해서라도 지금 한 번, '나 자신에게 최선의 의료란 무엇일까?'라는 문제에 대해, 생각해 보면 좋을 것 같습니다.

오카베 테츠로

제 **2**장   그래도 절망할 필요는 없다

제3장 중의학에 맡겨야만 하는 병

제4장	평생 건강히 장수하기 위한 마음가짐

제

1

장

의사가 당신의 병을
치료하지 못하는
바로 그 이유

치료 못하는 이유 **01**

노화현상은 노안부터다
그냥 내버려두면 결국 모든
내장이 망가져 버린다

◆

노화속도는 억누를 수 있다

늙음과 관련된 생각은 10인10색이겠지만, 대부분 나이를 먹더라도 팔팔하게 건강하고 싶다고 생각하겠죠. 그리고 가능한 오래 살고 싶은 것이 속마음 일 것입니다.

그러면 이 소망은 실현할 수는 없을까요?
적절한 한방약을 복용한다면, 노화속도를 억눌러 건강한 몸을 유지해 갈 수 있습니다.

물론 불노불사(不老不死)라고까지는 할 수 없겠지만, 아무것도 하지 않는 것보다, 양약만 계속 복용하는 것보다도, 한방약을 복용하는 편이 장수와 안티에이징이라는 목표를 달성하기에 보다 적합합니다.

개인차는 있겠지만, 빠른 사람들은 불혹을 맞이할 즈음부터 노안증상이 시작됩니다. 가까이에 있는 물체를 보기 어려워지는 것입니다. 이 노안이야 말로 노화현상의 시초라고 생각하면 좋습니다.

이후, 심장이나 위장 등, 대략 10년 주기로 그 외 다른 내장기능이 약해져갑니다. 그리고 폐가 망가지며, 뇌가 망가지다가, 최종적으로 모든 내장이 망가져, 노쇠에 이르게 됩니다.

따라서, 장수하고 싶다면 노안 발생을 자각한 순간바로, 적극적으로 안티에이징 대책을 세우는 것이 좋습니다. 내버려두게 되면, 아차! 하는 사이에 노화가진행해 버립니다.

◆

뇌를 활성화시켜 '와상상태'에 빠지는 것을 피하자!

우선 뇌의 노화를 억제하는 것에 꼭 관심을 두어야 합니다. 뇌는 모든 내장을 조절하는 역할을 담당하므로 뇌에 이상이 생기면, 동시에 내장에도 이상이 생겨 버립니다.

신경안정제를 복용하는 분들이 가장 위험합니다. 신경안정제는 뇌의 작용을 억누르는 작용이 있으므로 와상상태나 치매가 발생하기 좋습니다. 그렇게 되지 않으려면 뇌를 활성화시켜야만 합니다.

이른바 "머리 체조"가 효과적이며, 뇌의 노화를 차단해주는 한방약도 있습니다.

앞서 노안이 노화현상의 최초 단계라고 했는데, 시신경이 노화되어 가면 끝내는 녹내장이 일어납니다. 최악의 상황에 실명이 발생하기도 하므로 관리를 게을리하지 않도록 합시다.

자! 효과적인 녹내장 관리대책과 한방약에 대해서는 132페이지에 상세히 적어둘 것이므로 그쪽을 참조해 주시기 바랍니다.

이외에도 심장, 위장, 폐, 근육, 뼈 등, 몸을 구성하는 이른바 장기나 조직의 노화를 억눌러주는 한방약도 존재합니다.

양약은 어딘가가 나쁠 때 복용하는 것인데, 한방약은 건강 시부터 복용할 경우 기능을 향상시키는 역할을 할 수 있습니다.

◆

50세가 넘어가면 혈전에 주의!

또 하나, 대표적인 노화현상으로 여겨지는 것이 혈관 노화입니다. 50세 미만이라면 혈관은 정상 상태이겠지만, 50세를 넘어갈 즈음부터 기능이 저하되기 시작하여 혈관 내부에 혈전(단백질)이 잘 생기게 됩니다.

젊은 사람의 혈관에는 이것을 제거하는 작용이 있으므로 걱정하지 않아도 됩니다.

하지만 노화현상이 시작된 혈관은 그 작용이 줄어듭니다. 그 결과, 혈관이 얇고, 좁아집니다. 잘 막히게 되는 것입니다.

이것이 바로 동맥경화입니다. 동맥경화는 심근경색이나 뇌경색으로 직결되므로 주의가 필요합니다. 아무렇게나 방치해 두면 되돌릴 수 없게 됩니다.

이 혈관의 노화에 관한 효과적인 한방약이 있습니다. 혈관 내에서 분비되는 단백질 분해효소를 늘려주어, 50세 이후부터 그 약을 복용해 가면, 혈관장애를 동반한 질병은 우선적으로 피할 수 있습니다.

이러한 안티에이징 계통의 한방약은 각자의 몸 상태에 맞춰 몇 종류 약재 조합으로 구성됩니다. 원칙적으로 오더메이드이므로, 관심이 있는 사람들은 한의원에서 상담해 보길 바랍니다.

약을 계속 복용해도
낫지 않는, 단 하나의 이유

◆

대기실 "단골멤버"

병원 대기실이나 휴게실에서 서로 친숙해 보이는 고령자들이 이런 이야기를 나누고 있는 모습을 다들 한 번쯤 본 적 있으리라 생각합니다.

'어!, ○○씨! 오랜만!'
'무슨 소리야? 지난달도 여기서 만났잖아.'
'그런가?(웃음)'
'올 때마다 만나서 그런가? 깜박 했어(웃음)'
이런 대화를 듣게 되면, 보기 좋다며 절로 웃음이

날지도 모르겠습니다.

하지만 잘 생각해 보면, 상황이 조금 이상함을 느낄 수 있을 겁니다. 몇 번씩이나 같은 병원에서 얼굴을 보았다는 것은 그들의 병이 낫지 않았음을 의미하는 것이기 때문입니다.

1년, 아니 2년이 지나도 멤버가 거의 변하지 않는다.

이것은 곧, 그 병원의 무능함을 부끄러워하지도 않고 세간에 어필하고 있는 것밖에 되지 않습니다.

◆

왜 신약은 계속 나올까?

'들어가며'에서 이야기한 것처럼 서양의학은 대증요법 의료입니다. 약의 목적은 통증을 완화하거나, 몸에 해로운 성분의 수치를 내리거나, 증상이 악화되는 속도를 늦춰 주는 것입니다. 근본부터 그 병을 치료하는 것은 불가능합니다.

그래도 신약은 계속 개발됩니다. 이 사실을 역설적으로 생각해 보면, 그만큼 사용되어 온 약이 품질적으로 열악했다는 것이며, 현재진행형으로 항상 최선의 약을 만들어 내지는 못하고 있음을 의미합니다.

대단한 효과를 기대할 수 없고, 병이 낫지 않으며, 그러는 중 부작용 위험도 가지고 있습니다. 이것이 서양의학에서 사용하는 약의 실태입니다.

따라서 아무리 계속 복용해도 낫지 않는 것입니다.

평생 낫지 않는 병이기 때문에 약을 계속하는 복용할 수밖에 없습니다.

그래도 복용하면 다소나마 몸이 편해지니 그래도 약을 복용하면 안심입니다.

이런 생각은 바로 버려주세요. 낫지 않는데 약을 계

속 복용하는 것은 백해무익입니다. 시간, 돈, 체력 낭비입니다.

◆

양약은 좋아봐야 현상유지

한방약 역시 만능이라고는 할 수 없겠지만, 양약으로 해결할 수 없는 병을 치료할 수 있습니다. 양약을 계속 복용하면 좋아봐야 현상유지입니다. 하지만 한방약을 계속 복용하면 불편했던 것이 마치 거짓말이었던 것처럼 편해지는 경우도 있습니다.

이러한 차이를 만드는 요인은 의학 그 자체에 관한 양측의 사고방식 차이입니다.

서양의학의 기본 입장은 눈에 보이는 것, 숫자로 증명할 수 있는 것이 전부라는 것입니다. 원인을 알 수 없는 병에 대처할 수 없고, 원인을 알더라도 대처법이 확립되어 있지 않다면 두 손 다 들게 되는 것입니다.

좋아지는 것이 없더라도 악화를 조금이라도 멈출 수 있다면 그 방법을 사용하는 것입니다. 그런 방침을 의료현장의 최전선에서 실천하고 있는 것이 다름 아닌 양약입니다.

이에 비해 중의학은 연령이나 성별, 체형이나 체질 등을 전체적으로 진찰하여, 최선의 대처법을 찾아내려 노력합니다. 따라서 서양의학에서는 병명을 붙이지 못하는 질병이라도 대처할 수 있고, 그 증상에 매칭된 한방약을 복용함으로써, 증상 개선을 도모할 수 있는 것입니다.

계속 복용해서 나을 수 있는 약과 낫지 못하는 약 둘 중에 무엇을 선택해야 할까요?

그 답을 굳이 이야기할 필요도 없겠죠.

치료 못하는 이유 **03**

'3분 진료'로 의사가 알 수 있는 것은 제로!

◆

3시간이나 기다릴 가치가 있을까?

일본의 병원은 접수를 한 뒤, 진찰까지 걸리는 대기 시간이 긴 것으로 유명합니다. 특히 대학병원으로 대표되는 큰 병원일수록 그런 경향이 현저합니다. 1시간 기다리는 것은 아무것도 아니며, 2시간, 3시간씩 기다리는 경우도 적지 않습니다. 여러분들도 대기실에서 초조해하던 경험을 가지고 계실 겁니다.

그렇지 않아도 대기시간이 긴데, 그에 반비례하게 진료시간은 극단적으로 짧은 것도 큰 병원의 특징입니다. 그것이 상식화되어 **'3시간 기다려 3분 진료'**라는 말이 환자분들 사이에서 회자되고 있습니다.

요즘은 인터넷 예약을 도입한 병원이 늘고, 후생노동성이 동네주치의 제도 보급을 추진하는 등, 대기시간 대책은 착착 마련되어 가고 있기는 하지만, 진료시간이 짧은 것에 관해서는 아직 예전과 달라진 것이 별로 없습니다. '3분 진료'가 표준이 되어 있는 병원은 아직도 여기저기 많습니다.

◆

문진시간이 짧은 병원에는 가지 않는 것이 좋다

단 3분간의 대화로 환자분의 이상을 파악할 수 있을까요?

과장을 조금 섞어 말하면, **아무것도 모릅니다. 제로입니다.**

인간의 몸은 그렇게 간단하지 않습니다. 통증이 나타난 부위와 그 원인이 되는 부위가 다르거나, 단시간에 발생한 환자의 호소가 병의 원인과는 큰 관계가 있지는 않았다거나 하는 경우가 종종 있습니다.

만약, 진단 결과가 딱 맞았다면, 그것은 단순한 행운이던지, 병에 관한 패턴 인식이 뛰어난 의사였던지 둘 중 하나일 것입니다.

의료의 생명선은 문진입니다. 진심으로 병을 완치시켜야겠다고 생각한다면 문진이야말로 많은 시간을 할애해야만 합니다.

중의학에서는 생활환경 등도 질병의 원인을 탐구하는 중요한 정보로 취급하므로 저 같은 경우, 초진 환자에게 1시간 가까운 시간을 들여 문진을 하고, 철저히 대화를 나눕니다. 그렇지 않으면 진실에 다다를 수 없기 때문입니다.

3분 진료는 언어도단!

당신이 다니고 있는 병원이 그렇다면, 바로 병원을 바꿔 문진에 많은 시간을 들이는 병원을 찾아보세요.

치료 못하는 이유 04

검사결과만 중시하는 의사에게는
자신의 몸을 맡기지 말자!

◆

당신이 느낀 그 "불편감"이야말로
병의 사인

앞에서 '환자의 호소가 병의 원인과는 큰 관계가 있
지는 않았다거나'라고 썼는데, 이것은 어디까지나 3
분 진료를 전제로 한 이야기입니다. 짧은 시간에 의
사가 들을 수 있는 것은 한정적일 수밖에 없고, 그러
한 미미한 정보만으로 100% 정답에 도달하기는 어렵
다는 것을 보여주는 예로 들었습니다.

하지만 의사가 가장 중요하게 생각해야 할 것은 첫

째도 둘째도 환자의 호소입니다. 몸 상태가 좋지 않은 본인이야 말로 그 증상의 종류나 정도를 가장 잘 이해하고 있습니다.

겉보기에는 이상하지 않더라도, 환자가 이상하다고 하면 이상한 것입니다. 어딘가에 그 이상을 일으킨 원인이 있는 것입니다.

중의학에는 '미병(未病)'이라는 사고방식이 있습니다. 병명을 특정할 수 없는, 질병에까지 이르지는 않았지만, 그 첫 수순으로 몸 상태가 나빠진 상태를 지칭하는 용어입니다.

내버려두면 큰 병으로 이어질 위험성도 있으므로 여기서 병의 진행을 저지하려면 환자의 이야기에 귀기울이고, 적절한 처치를 해야 합니다.

그것이 중의학의 기본자세입니다.

따라서 저는 촉진이나 시진 상의 소견과 환자의 호

소가 다를 경우에는 원인을 특정하기 위해 따로 시간을 들여 제대로 이야기를 듣곤 합니다.

◆

"일단" 약을 처방하고 보는 의사

이에 반해 서양의학에는 '미병'이라는 개념이 없습니다. 뚜렷이 눈에 보이는 것만이 전부입니다. 원인을 알 수 없다면, 병으로 다루지 않습니다. 그렇다보니 검사결과에 이상이 없으면, '병이 아니니까 안심하세요'라고 별 것 아니라는 듯 이야기하는 의사들도 있을 정도입니다.

게다가 이렇게 도저히 있을 수 없는 행동을 하는 의사도 있습니다.

"일단, 약을 처방해 보겠습니다."
일단, 이란 것이 도대체 무엇일까요?

원인을 알지 못하는데, 도대체 왜 약을 주는 것일까요?

환자는 몸에 이상을 느끼고 있어 병원에 왔는데, '병은 아니다'라고 이야기하더니, "약을 처방한다"라니….

저는 도무지 이해가 되지 않습니다.

환자의 호소보다 검사결과를 중시하는 의사에게는 자신의 몸을 맡기지 마세요!

그런 의사, 병원과는 지금 바로 작별해 버립시다.

치료 못하는 이유 **05**

한방약 관련 지식은
의사보다 약사

◆

의사가 약에 관해 상세히 잘 아는 것은 당연?
진짜 그럴까?

여러분이 몸에 이상을 느껴 병원에 방문했다고 칩시
다. 가령 내과에서 진료를 보았다고 치죠.

큰 병원이든, 집 근처 클리닉이든 우선 문진표를 받
아 거기에 적힌 물음에 답하고 제출합니다. 의사가 그
것을 보면서 문진하고, 시진이나 촉진을 통해 증상과
병명을 진단해 가는 흐름이 일반적입니다.

그리고 대개는 수납을 하면서 처방전을 받게 됩니다.

처방전을 받은 환자는 병원 병설 또는 근처 약국에서 약을 받습니다. 약을 내주는 것은 약사입니다.

약사는 스스로 판단하지 않고, 의사의 지시에 따라 약을 준비하고, 효능 효과 용법 용량에 관한 설명을 환자에게 합니다. 여기서 의사의 판단을 뒤집어 버리는 일은 기본적으로 하지 않습니다.

만일, 의사가 처방전에 적어둔 약의 종류에 의문이 생겼다면, 약사는 직접 확인을 하는 것이 의무입니다. 하지만, 좀처럼 지적을 하지 않다가, 약의 과잉투여에까지 이른 케이스도 있었다고 들었습니다.

의사국가시험에 약에 관한 문제는 많이 출제되므로 의대생들은 약에 대해 열심히 공부합니다.

합격한 뒤에도 의사로서 약에 정통할 필요가 있으므로 정보 수집을 게을리 하지 않습니다.

의사가 자신이 활용하는 약에 관해 상세히 알고 있는 것은 당연합니다. 따라서 약의 전문가인 약사에게도 명확히 지시를 내게 되는 것입니다.

◆

임시변통용 지식밖에 없는 의사

하지만 이 구도에는 한 가지 중대한 결함이 숨어 있습니다. 바로 의사가 숙지한 내용은 양약에 국한된다는 것입니다.

일본 의학계는 메이지정부가 서양의학 중심의 의료체계를 만들 것을 추천하여, 1874년 의사국가시험제도를 만든 후, 그 당시까지 핵심의료 역할을 담당하고 있던 중의학은 옆으로 쫓겨나는 꼴이 되고 말았습니다.

20세기 후반이 되어서야 한방을 다시 돌아보자는 풍조가 강해졌고, 21세기에 들어선 뒤 의학교육 커리큘럼에 한방약에 관한 내용이 추가되었을 뿐, 상황은 크게 달라지지 않았습니다.

현재 일본 의학계는 서양의학 중심에 머물러 있습니다. 후생노동성이 임명하는 의사국가시험위원은 서양의학 전문가뿐입니다.

따라서 시험에 한방에 관한 문제가 출제될 일은 없습니다. 그래서 의대생들은 한방에 관해서는 거의 공부하지 않습니다.

이것이 일본 의료의 현실입니다.

곧, 일본에 존재하는 의사 대부분이 한방에 관해 제대로 알고 있지 못한 것입니다. 그럼에도 불구하고, 임시변통에 불과한 지식으로 한방약을 환자에게 처방하는 의사들이 계속 나오고 있습니다.

한방약에는 적절한 복용방법이 있고, 부작용이 발생하는 경우도 있습니다. 그 특징과 기전을 이해하지 못한 사람이 처방한 약을 복용하는 것이 얼마나 위험한 것일지 짐작이 가실까요?

◆

의사보다는 약사

반면, 일본의 약사국가시험에는 한방 관련 문제가 반드시 출제됩니다. 약대생은 양약뿐 아니라, 한방약에 관해서도 공부해야만 하는 것이죠. 당연히 의대생보다 한방에 관해 상세히 알게 되며, 이 관계는 두 직역이 시험에 합격한 뒤에도 지속됩니다.

　네, 일부 예외를 빼고는 한방에 관한 지식이 의사는 약사에 훨씬 미치지 못하는 것입니다.

　한방약에 관해 상세히 알고 싶다면, 의사보다 약사에게 들어 봐야만 하는 것입니다.

　이 '일부 예외'란 저처럼 한방을 전문으로 하는 의사입니다. 서양의학 하나만 하는 의사는 한방에 관해 거의 하나도 알지 못한다고 생각해도 틀리지 않습니다.

　여러분이 만약 한방약에 흥미를 가져 바르게 복용하고 싶다면, 한방외래를 내걸고 있는 내과의나, 한방약국을 경영하는 (또는 종사하는) 약사에게 문의해 주세요. [역자 주: 한약 관련 최고 전문가인 한의사가 있는 우리나라에서는 한의의료기관(한의원, 한방병원)을 방문하여 상담 받으면 된다.]

암 조기 발견율은 증가했지만, 사망자 수도 증가하고 있다

◆

조기 발견하더라도 기뻐할 수 없는 사정

이미 오래 전부터 암 조기 발견, 조기 치료가 중요하다고 외치며, 일정 연령을 넘으면 다양한 부위 관련 암 검진을 받도록 추천하고 있습니다. 여러분도 회사나 지자체를 통해 또는 개인적으로 정기 암 검진을 받아보셨겠죠.

암 조기 발견은 결코 나쁜 것은 아닙니다. 진단정밀도도 한 세대 전에 비해 확실히 향상되었고, 조기 발견율도 상승했습니다.

하지만 그 이면에 기뻐할 수 없는 사정이 숨어 있다
는 것을 알고 계신가요?

사실, 암 조기 발견율이 상승했음에도 암에 의한 사
망자 수나 사망률 모두 좀처럼 감소하지 않고 있습니다.
매년, 암으로 사망하는 분들은 늘고 있습니다.

◆

늘고 있는 '연간 암 사망자 수'

단순한 주장보다는 증거! 이 자료를 한번 봅시다. 1년
간 암으로 인한 사망자 수와 사망률(인구 10만 명당
사망자 수)을 볼 수 있는 일본 국립암연구센터가 발
표하는 '인구동태통계에 따른 암사망데이터'입니다.

통계는 1958년부터 시작되어, 연령, 성별과 함께 위
암, 폐암, 대장암 등, 부위별로 상세히 조사되어 있는
데, 모든 내용을 여기 볼 수는 없으므로 남녀합계, 전
연령, 전 부위에 관한 2000년, 2010년, 직전인 2017년
추이를 살펴보겠습니다.

【암 사망자 수와 연간 사망률(인구 10만 명당)】

2000년   29만 5484명   235.2%
2010년   35만 3499명   279.7%
2017년   37만 3334명   299.5%

일본 국립암연구센터와 후생노동성은 모두 일본이 고령화가 진행되고 있기 때문에 암과 관계없이, 돌아가시는 분이 많아지는 것은 어쩔 수 없는 것이라고 주장합니다. 고령자를 빼면, 감소 경향에 있다고 말이죠.

과연, 이것을 그냥 그대로 받아들여도 될까요?

저는 '아니'라고 즉답합니다. '암 검진을 받자' '조기에 발견하면 바로 치료하자'라고 국가차원에서 이야기를 하고 있고, 게다가 암 치료기술은 매년 향상되어 간다고 이야기하고 있음에도, 암 사망자 수 증가를 멈추지 못하는 것은 뭔가 허술하다고 밖에 말할 수 없습니다. 고령사회임을 고려하더라도 숫자가 줄지 않으면 대책이

주효했다고는 말할 수 없는 것 아닐까요?

저는 여기에도 서양의학의 한계가 드러나고 있다고 생각합니다.

◆

100명 중 70명의 남성은 전립샘암

반대로 조기 발견을 했다 하더라도 조기 치료가 꼭 최선이라고 할 수만은 없습니다.

폐암, 췌장암, 담낭암 등은 진단이 확정되면 치료가 어려우며, 그 후 돌아가시게 되는 케이스가 많지만, 이외에 치사율이 낮은 암도 존재합니다.

대표적인 것이 전립샘암입니다.

전립샘암은 통증 같은 증상이 나타날 일이 거의 없기 때문에 그 존재를 알아채기 어렵고, 별도의 원인으로 사망하는 남성이 많습니다. 부검 결과, 직접적 사인과는 관계가 없는 전립샘암이 발견되는 케이스가 많고, 100명 중 70명의 남성이 전립샘암을 가지고 있다는 조사 결과도 있을 정도입니다.

그럼에도 종양표지자 검사로 전립샘암이 조기 발견되면, 즉시 수술이나 방사선치료를 권하는 의사가 이 세상에는 아직도 많습니다. 그대로 두더라도 생명을 잃을 가능성이 낮은데, 왜 그렇게 하는 것일까요? 과잉의료라 하지 않을 수 없습니다.

결과적으로 환자는 불필요한 지출을 강요받고, 경우에 따라서는 부작용으로 고생하기도 합니다.

조기 발견이 최선이라고 할 수 있겠지만, 조기 치료가 꼭 최선은 아닌 것입니다.

조기 발견율이 올라가더라도 지금의 의료 기술로는 사망률을 내릴 수 없습니다.

그 점을 명심하고 암과 마주해 주세요.

치료 못하는 이유 07

호르몬 치료는 방사선치료보다 훨씬 부작용이 많다

◆

주목받고 있는 호르몬 치료의 포인트

암 치료라고 하면 여러분은 어떤 이미지를 가지고 계신가요?

항암제, 방사선치료, 외과수술(절제)이 3대 암 치료법이라고들 하므로, 이런 것들이 제일 먼저 떠오르는 분들이 많으시리라 생각합니다.

그외에도 면역요법이나 유전자요법 등, 다양한 치료법이 존재합니다. 그중에서도 최근 주목받고 있는 것은 호르몬요법입니다.

호르몬요법은 성별, 증례에 따라 호르몬제를 투여하여 암세포의 증식을 억누를 목적으로 하는 치료법이며, 남성의 경우 전립샘암, 여성에서는 유방암에 주로 사용됩니다.

'호르몬'이라고 하면 뭔가 자연적이라는 느낌이 들어, 방사선 같은 화학적 치료법보다도 몸에 좋을 것 같아 보이지 않나요?

부작용이나 후유증이 적을 것 같은 느낌이 들지 않나요?

하지만 실제로는 그렇지 않습니다.

호르몬요법은 방사선치료보다도 확실히 부작용이 많습니다.

◆

불면증을 일으키는 항남성호르몬제

구체적인 예시를 다 들기보다는 대표적인 것만 소개

하겠습니다.

남성 전립샘암에 가장 많이 사용되는 항남성호르몬 제 '카소덱스'라는 약이 있습니다. 야간빈뇨, 빈혈, 백혈구감소, 혈소판감소, 간기능장애, 신기능장애 등 중대한 부작용을 일으킬 가능성이 있습니다.

그중에서도 가장 환자를 힘들게 하는 것은 야간빈뇨로 밤중에 몇 번씩이나 눈을 뜨게 만들어 불면증으로도 직결됩니다. 충분한 수면을 취하지 못하니, 오히려 몸이 더 약해집니다.

'루프린'이라는 호르몬제도 보통이 아닌데, 저는 이약을 사용한 뒤 골수이형성증후군이 발생하여 중증빈혈과 백혈구감소가 생긴 환자를 진찰한 적이 있습니다.

수혈을 하지 않으면 죽음에 이를 정도로 심한 상태로 수혈한 뒤 바로 한방약을 이용한 중의학 치료법으로 변경했습니다.

치료 결과, 이 환자의 백혈구는 정상화되었고, 헤모글로빈도 상승하여 수혈하지 않고 생활할 수 있는 상태로 회복되었습니다.

한방약의 효과로 골수의 조혈기능이 회복되었던 것입니다.

◆

유방암 호르몬요법 시 중대한 부작용 발생에 주의!

여성 유방암에 '타목시펜'이라는 호르몬제가 자주 사용됩니다.

이 약을 투여하면 상열, 상기 등을 느끼게 되는 상태, 이른바 '안면홍조'가 나타나는 경우가 있습니다.

이외에도 무월경이나 월경이상, 혈전증, 자궁체암, 자궁내막증의 증가 등, 중대한 부작용이 발생할 우려가 있으므로 충분한 주의가 필요합니다.

남녀 모두 암 치료를 위해 몸에 투약한 호르몬제가 원래의 목표와는 별개로 나쁜 작용을 하고 마는 것입니다.

이것이 호르몬요법의 무서운 점이며, 이 치료법이 안고 있는 큰 마이너스 요소라고 저는 생각합니다.

현실이 이렇지만, 호르몬요법을 추천하는 의사는 확실히 그것도 다수 존재합니다.

사용 전, 중대한 부작용이 있음을 고지하지 않았다면 더욱 상황은 좋지 않습니다. 치료를 시작하고 잠시 뒤, 방사선치료보다도 명확히 중대한 부작용으로 힘들어하게 되기 때문입니다.

호르몬요법을 하게 되면, 거의 예외 없이 QOL(삶의 질) 저하가 초래됩니다. 암 치료를 할 때, 되도록 호르몬요법은 이득과 손해를 고려하여 신중히 선택해 주세요.

80세가 넘으면 아무리 혈압을 내려도 사망률은 감소하지 않는다

◆

윗 혈압이 140을 넘으면 바로 혈압약!은 어리석음의 극치

고혈압은 만병의 근원이기 때문에 가능한 혈압을 내리는 편이 좋다.

그렇게 생각하시는 분들이 많은 것 같습니다. 확실히 혈압과 사망률 간에는 비례관계가 있기 때문에 이 인식이 틀렸다고는 할 수 없습니다.

하지만 유감스럽게도 혈압에 관한 바른 지식을 가진

분들은 그다지 많지 않습니다. 제 클리닉에 방문하신 환자분들의 이야기를 듣다보면 그렇게 느낍니다.

현재는 윗 혈압 140, 아래 혈압 90을 넘으면 고혈압이라 진단하지만, 약간 정상범위를 넘은 정도로 바로 어떤 병이 생겨버리는 것은 아닙니다.

원래 혈압 수치는 하루 종일 올랐다 내렸다를 반복하며, 측정한 타이밍이 때마침 우연히 높은 상태였던 케이스도 있을 수 있습니다.

따라서 매번 측정한 혈압수치에 일희일비할 필요가 없습니다. 무엇보다도 윗 혈압이 140을 넘었다고 해서 바로 혈압약을 복용하는 행위는 어리석음의 극치입니다. 혈압 상승보다도 약을 복용하여 생길 가능성이 있는 부작용 쪽이 훨씬 더 위험하다는 것을 말씀드리고자 합니다.

◆

혈압은 윗 혈압보다도 아래 혈압,
110을 넘으면 위험

또한 꼭 혈압이 내려가야 좋다고도 할 수 없습니다. 너무 많이 내려가면 발병률이 올라가는 병도 존재하는데, 예를 들어 윗 혈압이 85 이하로 내려가면 심장 질환 위험성이 증가합니다. 2013년에는 아래 혈압이 70 이하로 나오면 뇌 위축이 더 쉽게 일어날 수 있다는 보고도 나왔습니다.

이렇듯 혈압이 너무 많이 내려가면 발병률이 상승하는 현상을 'J 커브 현상'이라고 부릅니다. 고혈압 상태로 있기 싫은 마음은 이해하지만, 너무 혈압을 많이 내리면 오히려 위험한 것입니다. 고혈압이 두려운 나머지 혈압약을 지나치게 복용하여 'J 커브 현상'을 일으키게 되면, 그야말로 본말전도겠죠.

그리고 혈압이라고 하면 윗 혈압만 신경 쓰는 분들

이 많은데, 사실 중요한 것은 아래혈압이라는 것을 꼭 기억해 주세요.

윗 혈압이 140을 넘었더라도 당황하지 않아도 됩니다. 하지만 아래 혈압이 90을 넘었다면 추가적인 상승에는 주의해 주세요.

만약 아래 혈압이 110 이상이라면 위험신호입니다. 아래 혈압이 110 이상이라면 중증 고혈압으로 보며, 뇌졸중이 쉽게 일어날 수 있습니다. 그때는 주저하지 말고 혈압약을 복용하도록 합시다.

역으로, 중증 고혈압일 경우를 빼고는 함부로 혈압약에 손을 대지 않도록 해야겠습니다.

◆

고령자 고혈압은 오히려 자연스러운 것

혈압을 볼 때, 연령에 대해서도 한번 다시 고려할 필

요가 있습니다.

인간은 나이를 먹으면 혈압이 올라가게 되므로, 고령인 분들이 고혈압인 것은 자연스러운 것입니다. **70세 이상이라면 윗 혈압이 160, 아래 혈압은 100까지 모두 정상수치**라고 생각해도 좋습니다.

더욱이 80세를 넘어가면 혈압이 내려가도 사망률이 저하되지 않는다는 것이 명확합니다. 고혈압인 분들과 정상수치인 사람을 비교해도 뇌졸중이나 심근경색이 발생할 확률은 거의 같습니다. 부작용을 생각한다면, 혈압약은 오히려 마이너스 요인일 뿐인 것입니다.

그럼에도 불구하고, 그런 고령자들에게 혈압약을 처방하는 의사들이 많습니다.

'혈압은 위가 145, 조금 높네요. 우선 식사할 때 염분을 가능한 피하도록 하세요. 그리고 약을 복용하면서 혈압을 내려 보도록 합시다.'

정말로 약을 복용할 필요가 있는 것일까요?

실제로 혈압약이 필요한 것은 만성적으로 고혈압 상
태인 분, 또는 아래 혈압 수치가 110을 크게 넘는 분들
입니다.

여러분의 연령, 혈압을 측정한 환경과 상황 등을 뒤
돌아보지 않고, 수치에만 집중하여 손쉽게 혈압약을
처방하는 의사는 절대 신용해서는 안 됩니다.

치료 못하는 이유 **09**

여성은 '콜레스테롤 수치'가 높을수록 장수한다

◆

상식을 뒤엎는 콜레스테롤 수치

앞에서 다루었던 혈압과 비슷하게 많은 분들이 콜레스테롤 수치에 신경 씁니다. 건강검진결과를 뒤돌아보며, 쭈뼛쭈뼛 수치를 체크합니다.

정상수치면 안도, 높으면 낙담, 여러분들의 모습이 떠오르실 겁니다.

콜레스테롤 수치가 높은 상태(이상지질혈증)가 이어지면 동맥경화가 유발되며, 뇌경색이나 심근경색 등이 잘 일어나게 됩니다.

콜레스테롤 수치가 현저히 높은 경우에는 약을 복용해서 수치를 낮춰야 합니다.

긴 기간 이 방식이 최적의 답안인 것으로 여겨져 왔습니다.

하지만 의학상식은 시대의 흐름과 함께 변해갑니다. 새로운 발견이 있으면, 그때까지 옳다고 여겨왔던 내용이 틀렸다고 판명되기도 합니다. 그런 경우도 드물지 않습니다.

콜레스테롤 수치에 관해 노르웨이 연구기관이 2012년 발표한 한 발표결과로 지금까지의 상식이 뒤집어 졌습니다.

남성은 콜레스테롤 수치가 너무 높더라도, 너무 낮더라도 사망률이 올라갑니다.

반면, **여성은 콜레스테롤 수치가 올라감에 따라 사망률이 내려갑니다.**

그런 충격적인 사실이 밝혀진 것입니다.

◆

여성의 콜레스테롤 수치는 높은 것이 당연!

여성은 갱년기를 맞이하면, 콜레스테롤 수치가 상승합니다. 곧, 중장년 여성의 콜레스테롤 수치는 높은 것이 당연하며, 억지로 내려야만 할 것이 아니라는 것이 이 연구팀이 도출한 결론입니다.

그런데 일본 이상지질혈증 가이드라인에서는 지금도 남녀를 일률적으로 다루고 있습니다. 콜레스테롤 수치가 높은 고령남성과 고령여성이 있을 때, 정반대의 예후가 나타남에도 불구하고 똑같이 대처하는 것이 좋다고 하고 있는 것입니다.

여기에 박차를 가하고 있는 것이 공부하지 않는 의사의 존재입니다. 스스로가 가지고 있는 의학지식이나 상식을 최신 상태로 업데이트하지 않아 환자에게 잘못된 정보를 전달하고, 불필요한 약을 처방하게 되는 것입니다.

이것이 일본 의료계의 슬픈 현실입니다.

최신 정보를 받아들일 노력을 게을리하는 의사에게 다니지 않도록 부디 주의해 주세요.

치료 못하는 이유 **10**

해열제는 바이러스를 튼튼하게, 한방약은 몸을 튼튼하게

◆

감기에 대량의 약, 정말로 필요할까?

기침이 나고 콧물이 멈추지 않으며 몸이 뜨겁다.

혹시 감기에 걸린 것일까…?

그렇게 느껴 의사에게 진료를 받으러 가면, 대개는 여러 종류의 약을 처방받습니다.

기침을 멈추는 약, 콧물을 멈춰 주는 약, 해열제. 거기에 약을 다량으로 복용하면 위가 상할까봐 위장약, 뭐가 뭔지 모르겠지요.

여기서 알아두셨으면 하는 점은 이러한 **양약을 복용**

<mark>하더라도 감기는 낫지 않는다는 것</mark>입니다. 증상이 다소 진정되어 몸은 조금 편해질지 모르지만, 결코 회복을 향해 가는 것은 아닙니다. 그것을 잊지 말아주세요.

몇 번을 반복하지만, 서양의학은 대증요법 의료입니다. 증상을 완화하거나 진행을 억제하는 것은 가능해도, 질병을 근본부터 치료할 수는 없습니다.

감기에 걸렸을 때 당연하다는 듯 처방되는 약 중에서 특히 주의를 기울여야 하는 것은 해열제입니다.

이것을 복용하면, 감기를 낫게 하기는커녕, 악화시킬 위험성도 있습니다.

◆

아이들 독감에 해열제를 처방해서 사망한 경우도 있다

감기나 독감에 걸리면, 왜 열이 나는 것일까? 그 기전을 알고 계신가요?

감기나 독감은 바이러스에 감염되어 발생하는 질병인데, 체내에 들어온 바이러스 자체가 열을 낸다는 것이 아닙니다. 이 바이러스를 퇴치하기 위해, 인간 스스로가 열을 내는 것입니다.

열을 냄으로써 바이러스는 약해져 갑니다. 그리고 서서히 증상이 좋아져 갑니다.

해열제를 복용하면, 강제적으로 몸의 열이 내려갑니다. 곧, 바이러스에 대항할 힘이 줄어드는 것입니다. 이것이 바이러스를 활성화시켜 감기가 장기화된다는 것은 굳이 설명하지 않아도 되겠죠.

열이 나면 해열제를 복용한다—사실 이것은 잘못된 행위인 것입니다.

특히 아이들 독감의 경우, 장기화되면 경련이나 의식장애 같은 후유증이 남을 확률이 올라갈 뿐 아니라, 최악의 상황에는 사망하는 경우도 있으므로 주의해 주세요.

◆

방어력을 키워, 바이러스를 넘어뜨리는 한방약

감기나 독감 같은 바이러스 감염으로 열이 날 때 해열제를 복용하여, 강제로 열을 내리면 치료기간이 길어집니다.

이 사실은 다양한 연구기관에서 발표해 왔습니다.

더욱이 동물실험에서도 해열제를 투여했을 때, 체내 바이러스가 보다 쉽게 증식한다는 것이 증명되었습니다.

일시적으로 편해지는 것을 선택하여 감기를 장기화할 것인가?

아니면 열을 참고 빠르게 감기를 치료할 것인가?

뭔가 극단적인 선택으로 치닫는 듯한 느낌을 받을지도 모르겠는데, 둘 중 하나를 선택하지 않더라도 해결할 방법이 있습니다.

어디까지나 이것은 서양의학에 해당하는 이야기입니다. 중의학은 그런 한계가 없습니다.

적절한 한방약을 복용하면 빠르게 열이 내려가고, 감기도 치유됩니다.

한방약은 '올라간 열을 내려주는 것'이 아니라, '몸의 방어력을 강화하여, 바이러스를 억제하는' 작용을 가지고 있습니다.

동물실험에서도 한방약을 투여하면 체내 바이러스 증식이 억눌려, 잔존 바이러스도 감소하는 것으로 실제 증명되었습니다.

열이 나면 해열제, 이 잘못된 상식은 머릿속에서 지우시길 바랍니다.

열이 나면 한방약, 오늘부터는 이런 새로운 상식을 기억해 두시길 바랍니다.

꽃가루알레르기 약에는
'실명 위험성'이 있다

◆

꽃가루알레르기는 체질변화로 발생한다

1년 전에는 아무렇지도 않았는데, 올해는 갑자기 코
가 근질근질하네. 매년 2월부터 3월까지, 이런 증상을
호소하는 분들이 늘어납니다. 그리고 다음 해, 재채기
가 나고, 콧물은 멈추지 않네, 눈은 가렵고….

　이른바 "꽃가루알레르기 데뷔"에 이르기까지의 전형
적인 패턴입니다.

　꽃가루알레르기는 계절성 알레르기비염의 통칭으로
재채기, 콧물, 코 막힘, 눈 가려움 등이 주요 증상입니

다. 꽃가루와 접촉하여 후천적으로 IgE라 불리는 항체가 체내에 생기게 된 뒤, 같은 꽃가루에 다시 접촉했을 때 과잉된 알레르기 반응이 일어나는 질환으로, 일본에서는 삼나무 꽃가루가 날리는 2~3월경에 피크를 보입니다.

꽃가루알레르기는 체질변화에 따라 일어납니다. IgE 항체는 태어날 때부터 가지고 나는 것이 아니라, 림프구 유전자가 변화하여 만들어지는 것입니다. 체내에 들어온 꽃가루를 림프구가 이물질로 판단하여 그에 대항하는 무기로 항체를 탄생시키는 것입니다. 림프구는 대응력이 풍부하며, 다양한 물질에 대한 항체를 만들어 내는 힘을 가지고 있습니다.

항체는 만들어 진 뒤, 다시 같은 꽃가루와 만나게 되면, 전투모드에 돌입합니다. 그 꽃가루를 몸에서 제거하기 위해 공격을 시작하는 것입니다. 이것이 우리 체내에서 일어나는 알레르기 반응이며, 꽃가루알레르기의 경우는 전술한 각종 증상을 보이게 됩니다.

◆

꽃가루알레르기는 예방할 수 있다

작년까지는 전혀 꽃가루에 반응이 없던 사람이 갑자기 올해 들어 데뷔하는 경우도 있기 때문에 꽃가루알레르기는 어느 날 갑자기 침습해 오는 질환이라고 인식하는 분들도 계시겠지만, 예방법이 없는 것은 아닙니다. 한방약으로 꽃가루알레르기가 잘 생기지 않는 체질로 변화시킬 수 있습니다.

앞서 들어둔 예시처럼 완전히 데뷔하기 전 해에 코가 간질간질할 정도의 증상에서 멈춰 있는 경우가 있다는 것은 꽃가루알레르기가 몇 단계의 스텝을 밟아가며 발생한다는 것을 의미합니다.

한방약은 다음 스텝으로 가도록 하는 요인을 제거하는 역할을 합니다. 한방으로 체질을 개선하면 꽃가루알레르기를 예방할 수 있습니다.

또한 꽃가루알레르기는 어떤 때는 갑자기 증상이 진

정되기도 합니다. 앞서 체질변화에 따라 일어나는 질환이라고 이야기했는데, 역 패턴도 있는 것입니다. 체질변화에 따라 꽃가루에 관한 반응 활동이 중단되면, 생체 알레르기 과민성이 저하되어 꽃가루에 접촉하더라도 알레르기 반응이 일어나지 않게 됩니다.

이것도 또한, 한방으로 유도할 수 있습니다.

◆

녹내장인 환자가 항히스타민제를 복용하면 실명 우려도

꽃가루알레르기가 생겼을 때, 아무렇지도 않게 양약을 특히 항히스타민제를 아무렇게나 복용해서는 안된다는 것을 꼭 기억해 주세요.

왜냐하면 항히스타민제는 다양한 부작용을 일으킬 가능성이 있기 때문입니다.

'복용하면 약간 졸릴 수는 있지만, 몸에 크게 부담이 가는 것은 아니므로 꽃가루 시즌 동안만 착실히 복용

해 보세요.'

이렇게 이야기하며 항히스타민제를 처방하는 의사들이 많습니다. 언뜻 보기에 그 사람들은 발생할 수 있는 부작용을 잘 알고 있는 것 같습니다.

하지만 현실은 다릅니다. 이런 이야기를 모든 의사들이 착실히 전달해 주지 않습니다. 부작용은 졸음뿐 아니라, 어지럼, 권태감, 흥분작용, 경련, 인지기능장애 등 다양합니다.

또한 항히스타민제를 복용하면 항콜린작용이라는 부작용이 발생하여 갈증, 변비, 설사, 식욕부진 등을 일으키기도 합니다. **항콜린작용은 안압(안구 내의 압력) 상승도 일으키므로**, 녹내장인 분들이 복용하면, 실명 위험성이 높아지게 됩니다.

꽃가루알레르기로 항히스타민제를 복용할 때는 부작용을 기억해 두고 꼭 주의를 기울여 주세요.

치료 못하는 이유 **12**

류마티스관절염의
원인은 저기압

◆

중의학이라면 약 80%의 확률로 치료에
성공할 수 있다

중국 사람들은 양방병원에서 류마티스관절염으로 진
단을 받으면, 그쪽에 그대로 다니는 것이 아니라, 중
의병원에 다니며 치료에 전념합니다.

왜 그럴까?

그들은 양방병원에서 류마티스관절염을 치료하지 못
하고, 중의병원에서는 치료될 가능성이 더 높다는 것
을 알고 있기 때문입니다.

류마티스관절염은 면역이상에 의한 염증이 관절을 파괴해 가는 질환으로 30~50대 여성에서 많이 발생합니다.

중의학에서는 예로부터 류마티스관절염의 원인은 기압 변화에 따른 풍(風)과 습기(濕氣)라고 이야기하며, 한랭전선과 온란전선을 동반한 저기압이 가까워질 때즈음에 잘 발생한다고 해왔습니다.

치료법은 원인이 되는 '풍'과 '습'을 제거하는 약재를 복용하는 것입니다. 초기라면 약 80%의 확률로 치료에 성공할 수 있습니다.

반면 서양의학에서는 '풍과 습기를 제거한다'는 개념 자체가 없으므로 면역억제제나 항염증제를 투여하고, 병의 상태와 진행을 억제하는 대증요법밖에 하지 못합니다. 당연히 완치될 수 없고, 오히려 부작용 위험성만 동반되게 됩니다.

류마티스관절염을 치료하고 싶다면 중의학을 선택해

야만 하는 것입니다.

◆

통산탕(痛散湯)을 복용하면 악화되는 케이스도

류마티스관절염에는 냉증 타입과 열증 타입 2종류가
있다는 것을 알아두는 것도 중요합니다.
　냉증 타입은 환부를 만져 봐도 전혀 뜨겁지 않습니
다.
　열증 타입은 환부를 만져보면 매우 뜨겁습니다.
　중의학 전문의가 촉진하면, 이 정도는 바로 알 수 있
습니다.

　여기에는 살고 있는 장소의 기후도 깊게 관련되어 있
어서, 도쿄 기준으로 서쪽은 열증 타입, 도쿄 기준으
로 북쪽은 냉증 타입이라는 것이 대략적인 분류입니
다. 식생활 영향도 커서, 평소 고기나 술을 대량 섭취
하는 사람은 추운 지역에 살더라도 열증 타입으로 나

타날 가능성이 높습니다.

　관절통에 잘 듣는 한방약으로 '통산탕(역자 주: 마황, 행인, 감초, 의이인, 방기로 구성된 한방제제)'이 유명한데, 이 처방은 차가워진 부위를 따뜻하게 하는 약이기 때문에, 열증 타입의 류마티스관절염에는 효과가 없습니다. 마치 '불에 기름'을 붓는 상태가 되어, **복용하면 더욱 통증이 강해집니다.** 따라서 한방약을 복용할 때는 자신의 상황에 잘 맞는 것을 찾아야만 합니다. 주의해 주세요.

우울증은 '몸의 병'이기 때문에 한방치료로 나을 수 있다

◆

우울증만큼 오진이 많은 질환은 없다

우울증은 마음의 병이므로 정신과나 심료내과 전문 영역입니다.

이것이 일반적인 상식입니다.

권태감, 불안감, 피로감, 정서불안정, 불면 등을 호소하는 사람들이 여기에 해당한다고 생각되는데, 의사들은 혈액검사, CT나 MRI 검사에서 몸에 이상이 없는 (그 외 질환은 없음) 것을 확인했다는 전제 하에 이러한 이상을 호소하는 사람들을 우울증으로 진단합니다.

하지만 딱 보기에 성격이 시원시원하더라도, 마음이 아파보이지 않더라도, 우울증에 걸려있는 사람들이 많이 있습니다.

사실은 육체 증상이야말로 우울증의 본질입니다. 정신적인 것뿐 아니라 두통, 어지럼, 어깨결림, 변비, 설사, 식욕부진 등 몸 이상도 일으키는 질환인 것입니다.

정신과 교과서에는 이러한 육체 증상을 가성 우울증이라고 인식하여 '가면우울증'이라 이름 붙여 두었습니다.

그래서 양방의 정신과나 심료내과 의사는 육체적 측면의 우울증 증상을 보이는 환자가 나타나더라도 우울증으로 진단하지 않습니다.

네, 이것은 틀림없는 오진입니다. 대부분의 의사들이 우울증 그 자체의 본질을 오해하고 있어, 매우 오진이 많습니다.

◆

항우울제의 중대한 부작용

정신 측면의 모든 증상을 보고 우울증이라 진단한 경우에도 서양의학에는 해결의 길이 거의 없습니다.

대부분 정신안정제나 항우울제를 처방하는데, 이것을 복용하더라도 일시적인 증상 완화뿐입니다. **완전히 치료하기는 어렵고, 약을 중단하면 재발, 약을 또 중단하면 다시 또 재발을 반복**하게 됩니다.

게다가 많은 부작용이 있다는 점도 놓치지 말아주세요. 약에 따라 부작용이 적은 것도 있지만, 사용량이 많아지면 이야기는 달라집니다. 우울증 약은 장기간 지속적으로 사용하는 경우가 많으므로 충분한 주의를 기울이는 편이 좋습니다.

자주 볼 수 있는 부작용으로는 오심, 구역, 구토 등이 있습니다. 중증이 되면, 액티베이션 증후군

(Activation syndrome)이라 불리는 정신과 행동에 이상을 일으키는 상태가 되기도 합니다. 불안, 초조, 흥분, 적의 같은 감정을 느끼게 되며, 패닉에 빠지거나, 공격적 행동을 보이기도 합니다.

사실, 항우울제 사용자가 살인사건을 일으켰을 때, '액티배이션증후군 의심'이라는 견해가 나온 적도 있습니다. 젊은 연령층이 복용하면 자살시도가 증가하는 경향이 있다는 보고도 있습니다.

항우울제로 인한 부작용은 중대 사회문제이기도 한 것입니다.

◆

우울증의 원인은 뇌세포의 영양부족

중의학에서는 우울증을 마음의 질환이 아닌, 뇌신경계의 세포가 장애를 입은 결과 발생한 신경세포 시스템다운(down)이라고 생각합니다.

알아듣기 쉽게 이야기하자면, 뇌신경세포에 영양이 부족해진 상태라는 것입니다. 그때 필요한 것은 쇠약해진 신경세포에 영양을 공급하여 다시 건강해지게 하는 것입니다. 그렇게 하면, 신경전달물질인 세로토닌이나 노르아드레날린 생성이 촉진되고, 몸이 정상 상태로 돌아가게 됩니다.

한방약은 영양을 수송하는 역할을 담당하므로 신경세포에 부담을 주지 않습니다.

이에 반해, 항우울제는 신경세포를 무리하게 움직여, 세로토닌이나 노르아드레날린을 증가시키는 약이므로 더욱 부담이 큽니다. 둘 다 모두 약이라고는 하지만 그 작용은 전혀 다른 것입니다.

중의학에 숙련된 한방의는 우울증의 증상이나 환자의 체질에 맞춰 효과가 확실한 한방약 조합을 만들어낼 수 있습니다.

한방치료로 우울증을 낮게 할 수도 있는 것입니다.

치료 못하는 이유 **14**

모든 신경안정제는 당신을 치매환자로 만들 수 있다!

◆

체내에 약이 쉽게 축적되는 고령자

고령자 중에는 다수의 약을 병용하는 사람들이 많습니다.

각기 다른 의료기관을 다니며, 내과나 정형외과 등에서 다양한 약을 처방받습니다. 그 많은 약을 제대로 관리하여, 용량이나 용법을 지켜 복용하는 것은 매우 어려운 일입니다.

'약을 지나치게 복용하면 몸에 좋지 않다' '이렇게 알고 있더라도…' '의사가 복용하라고 해서 복용한다. 불안해서 복용한다'라는 분들이 의외로 거의 반을 넘습니다.

그런 사고방식은 이제 접어두길 바랍니다. 약 과다복용은 약제유발성 노년증후군이라는 증상을 일으킬 가능성이 있으며, 어지럼, 우울증, 불면증, 건망, 부종, 변비 등으로 이어지기도 합니다.

고령자는 신장과 간기능이 저하되어 있기 때문에 체내에 약이 쉽게 축적됩니다.

여러 약 중에서도 특히 신경 써야할 것이 수면도입제 같은 신경안정제입니다. 신경안정제 중 스탠다드에 해당하는 벤조디아제핀계 약제는 진정작용, 최면작용, 근이완작용이 있어 건망증이 심해지거나, 동작이 느려지고, 근력이 저하되기도 하므로 일상생활에 영향을 미칠 가능성이 있습니다.

단적으로 말해, 신경안정제는 치매를 불러일으키는 요인이 될 수도 있는 것입니다.

◆

약이 원인인데 약을 추가하는 의사

의사는 환자를 좋아지게 하려고 약을 처방합니다. 선의의 의료행위인 것이죠.

현재 복용하고 있는 다른 약 유무와 종류를 확인하고, 병용해도 문제가 없다고 판단한 약을 처방합니다. 그래서 환자도 안심하고 한 번에 여러 약을 복용하는 것입니다.

하지만 유감스럽게도 약제유발성 노년증후군의 위험성을 고려하는 의사는 거의 없습니다. 원인이 약임에도 뭔가 다른 증상이 생기면 다시 다른 약으로 치료하려 합니다. 그렇게 악순환이 생깁니다.

결과적으로 더욱 건강을 해치며, 삶의 질은 점점 떨어지게 됩니다. 건강히 지내고 싶어 복용한 약이 사실 병을 유발하는 것입니다. 이것은 누구에게나 일어날 수 있는 일입니다.

◆

불면증에는 사람에 따라,
사용할 약도 다른 것이 당연

중의학에서는 불면증의 원인이 오장육부(중의학 개념에서 인간의 내장 전체를 표현하는 용어이며, 오장은 간·심·비·폐·신을, 육부는 담·소장·위·대장·방광·삼초를 가리킴)의 이상에 있다고 생각합니다.

　그런데 이상이 있는 부위는 사람마다 제각각이기 때문에 어디에 원인이 있는지를 알아채는 것에서부터 치료를 시작하는 것이 기본입니다. **'불면증이 있으면 바로 이 한방약!'이라는 식의 매뉴얼은 존재하지 않습니다.**

　같은 불면증이더라도 잠에 들기 어려운 케이스, 일단은 잠에 들었지만 도중에 여러 번 눈을 뜨게 되는 케이스, 길게 잘 수는 있는데 아침 일찍 일어나게 되는 케이스, 등등, 타입은 다양합니다.

그리고 원인이 되는 오장육부의 병태도 다양합니다. 원인만 알면 그 뒤는 한방약을 사용할 차례입니다. 그 원인에 맞는 약재를 복용하게 되면 불면증은 순식간에 개선됩니다.

한방약에도 부작용은 있지만, 계속 복용한다고 해서 치매를 일으키거나 하지 않습니다. 동시에 다양한 약을 복용하고 있는 고령자, 그중에서도 불면증 약이 포함된 분들은 주의가 필요합니다. 바로 양약을 한방약으로 변경하시길 추천합니다.

당질제한이
녹내장을 일으킨다

◆

당질은 지방연소에 필요한 성분

동서고금, 남녀노소라고까지 할 수 없지만, 많은 분들이 자신의 체형을 신경 쓰며, 항상 다이어트에 신경을 씁니다.

△△제한, ○○요법, □□체조 등, 지금까지 미디어에서 다루어 온 다이어트 방법은 셀 수 없이 많습니다.

그중에서 최근, 특히 주목받는 것이 당질제한 다이어트입니다.

과자 같이 단 음식뿐 아니라, 쌀, 면류, 빵 같은 주식, 호박이나 감자 같은 채소, 맥주나 일본술 같은 양조주처럼 당질을 많이 함유한 음식을 가능한 제한적으로 섭취하는 방법입니다. 이 방식으로 살을 뺄 수 있었다는 사람들 이야기를 자주 듣게 됩니다.

하지만 의사 입장에서는 결코 추천할 수 없습니다. 단순히 영양 밸런스가 나쁜 것뿐 아니라, **당질은 지방을 연소하기 위해 필요한 성분**이므로, 생활습관병(성인병)이 발생할 위험성이 높습니다. 또한 집중력 결여나 피로감 증가로도 이어지게 됩니다.

극단적인 당질제한은 매우 몸에 좋지 않습니다.

◆

당질제한에 유산소운동을 추가하면,
녹내장을 일으킬 수 있다

특히 해서는 안 되는 것이 유산소운동과의 조합입니

다. 이유는 뒤에서 언급하겠지만, '당질제한+유산소
운동'은 녹내장 발생률을 높이는 큰 요인이 됩니다.

당질제한을 하면서 유산소운동을 하게 되면, 순식
간에 체중을 뺄 수는 있겠죠. 살을 빼는 것만 생각한
다면, 완벽한 조합이라고 할 수 있을지도 모르겠습니
다.

하지만 몸이 받는 충격은 계산하지 않은 것입니다.
뇌신경세포는 포도당을 산화시켜 신경활동 에너지로
변환하는데, 당질제한을 하는 중에 운동을 한 뒤 체내
당질은 꽤 적어지기 때문에 에너지를 만들어 내는 것
이 불가능합니다.

'당질제한+유산소운동'은 주유를 하지 않은 차의 엑
셀을 열심히 밟아대는 것과 같습니다. 이때 특히 우려
되는 것은 시신경 포도당 공급 저하입니다. 그로 인해
시신경 활동이 약해지고, 심하면 시신경이 위축됩니
다. 그리고 최종적으로 시야결손 등이 동반된 녹내장

발생에 이를 수도 있습니다.

◆

운동 전 당질보충은 필수

근래, 마라톤 같은 장거리 달리기 선수가 녹내장을 앓아 제 클리닉에 방문하는 일이 늘고 있습니다. 그들은 당질을 제한하며 마른 체형을 유지하고, 그 와중에도 매일 같이 장시간 유산소운동을 하고 있습니다.

이 '절대 만나서는 안 될 조합'이 시신경에 큰 부담을 주는 것은 굳이 더 언급할 필요도 없습니다.

톱클래스 운동선수가 이기기 위해, 기록을 단축하기 위해, 무리하게 트레이닝 하는 마음은 알겠습니다. 하지만 몸을 무너뜨려 버리면 본전도 찾지 못합니다. 격한 운동을 하는 스포츠 선수의 수명이 일반인에 비해 짧다는 것은 바로 이런 측면에서 설명할 수 있습니다.

"운동 전 당질을 포함한 식사를 제대로 섭취"
이것은 철칙 중 철칙입니다.

유산소운동 자체는 건강유지 관점에서도 나쁘지 않으므로 적당한 정도라면 하는 편이 좋습니다. 가능하면 매일 20분, 길면 30~40분 정도로만 해주시면 됩니다.

그리고 운동 전 당질 보충은 잊지 마세요.

어쨌든 비만은 해결하는 것이 좋지만, 과도한 다이어트는 한 번쯤 생각해봐야 합니다. 무엇보다 밸런스를 잘 맞추는 것이 중요합니다.

그래도
절망할 필요는 없다

세계는 지금,
서양의학 이외의 의료에
주목하고 있다

◆

의사의 80%가 한방약을 처방하는 시대로

세계 의료의 주류는 서양의학입니다. 그래서 중의학
이나 한방약을 부정적으로 바라보는 시선이 대부분
이었습니다. 그 가장 큰 이유는 바로 이것입니다.

　과학적 근거가 부족하다.
　한방약이 정말로 효과를 내는지 알 수 없다.

　수천 년이라는 시간에 걸쳐 임상을 거듭하며, 각 증

상마다 어떤 한방약이 효과를 발휘할 것인가를 특정하여, 그 지식과 정보의 체계를 세운 것을 토대로 확립된 것이 중의학이므로, 전문가 입장에서 이야기하자면 오해가 깊다 하겠으나, 유감스럽게도 이 논조가 의학계의 주류 의견입니다.

하지만 근래, 그 상황에 변화가 생기기 시작했습니다.

한방약의 유효성을 확인하고, 적극적으로 사용하는 의사들이 늘어나고 있는 것입니다. 현재 일본에서 의사면허를 취득한 의사 80% 이상이 한 종류 이상의 한방약을 처방하고 있습니다.

서양의학 위주로 치료하면서도, 이것을 커버할 보완대체의료로써 활용하는 케이스도 늘어나고 있는데, 최근에는 대장암 수술 뒤에 '대건중탕'을 사용하는 것이 하나의 표준치료가 되어가고 있습니다.

대건중탕을 복용하면, 수술 후 발생할 수 있는 장

폐색이 완화되며, 퇴원까지 걸리는 일수가 단축된다는
것이 과학적으로 증명되었기 때문입니다.

◆

일본의사들은 운이 좋다

중국과 한국은 서양의학 의사면허와 전통의학 의사
면허가 나뉘어져 있습니다. 한쪽 면허를 가진 의사가
다른 쪽 의료행위를 할 수 없습니다.

반면, 일본은 면허가 일원화되어 있습니다. 45페이지
에서 다루었듯, 메이지정부가 중의학을 부정하여 '의학
=서양의학'으로 규정했던 역사 때문에 의사면허가 한
종류밖에 없는 것입니다.

그렇다고 해서, 일본에서 맥을 이어내려오던 중의학
이 완전히 폐기된 것은 아닙니다. 결과적으로, 한 가지
면허로 양쪽 의학을 실천할 수 있게 된 것입니다.

일종의 복수면허 형태로, 양쪽을 전문적으로 공부

한 저는 그 상징적인 존재라고도 할 수 있을지 모르겠습니다.

일본의사들은 이 운이 좋은 환경을 잘 활용해야만 합니다. 서양의학의 전문의더라도 더더욱 한방약의 대단함을 이해하고, 의료현장에 활용해가야만 한다고 생각합니다.

◆

시대를 역행하는 일본 의료정책

이렇듯 한방약에 이목이 집중되고, 평가를 받는 것은 기쁜 일입니다. 그렇다고 하지만, 전혀 문제가 없는 것은 아닙니다.

일본뿐 아니라, 미국이나 유럽의 의료관계자들도 그 가치를 인정하기 때문에 관련 수요가 계속 확대되고 있습니다. 특히 최근, 중국에서는 전통의학을 더욱 가치 있게 바라보자는 운동이 성행하다보니 이 흐름에 박차가 가해졌습니다.

수요확대는 자연스레 가격상승을 초래합니다. 중국에서 수출되는 약재의 원가가 올라가고, 그 영향을 받아 가격이 상승하여 사용이 어려워진 한방약도 있습니다.

그런 상황과 정부 재원부족이라는 핑계를 갖다 붙여, 2009년 시행된 행정쇄신회의 사업부분에서 한방약을 보험적용에서 제외하자는 논의도 있었습니다. (어떻게 해결이 되어 보험적용은 유지되는 방향으로 해결이 되었습니다.)

한방약을 재평가하게 되었다고는 하지만, 아직 모든 사람들에게 그 의의가 전달된 것은 아닌 것입니다.

중의학은 문진 위주이며, 최첨단 의료기기도 필요치 않습니다. 한방약이 다소 비싸지더라도 서양의학보다는 의료비가 들지 않습니다.

이런 시대에 역행하는 이른바 "폭거"가 앞으로 일어나지 않고, 한방약에 관한 이해가 더욱 깊어지길 바랄 뿐입니다.

절망할 필요 없는 이유 **02**

하버드대학에서 불을 지핀
'보완대체의료' 도입?

◆

미국인 40%가 보완대체의료를 이용하고 있다

서양의학 일변도에서 벗어나 중의학을 포함한 그 외 비주류 의료를 병용하는 '보완대체의료'에 관심을 돌리게 된 것은 그다지 최근 이야기는 아닙니다.

1990년대에 하버드대학의 데이빗 아이젠버그 박사가 그 효과와 필요성을 언급한 것이 발단이 된 것으로 알려져 있습니다.

이 사상은 순식간에 미국에 퍼져, 1998년에는 하버

드뿐 아니라 애리조나, 콜롬비아, 스탠포드 등 각 대학의 125개 의학부 중, 75개 의학부에서 보완대체의료에 관한 강의를 하게 되었습니다.

이것 또한 '서양의학의 한계'를 보여준 사건이라고 해도 괜찮겠습니다.

미국에서는 국민의 약 40%가 보완대체의료를 이용하고 있다는 보고도 있고, 현재는 서양의학이외 의료의 장점을 최대한 발굴하여 활용하는 '통합의료'라는 한 흐름이 세력을 키우고 있습니다.

◆

중의학에 관한 부정적 견해는 이제 시대착오적

보완대체의료는 식사요법, 건강기능식품 섭취, 마사지 등 다양한 범위를 아우르지만, 그중에서도 가장 각광을 받고 있는 것은 중의학이라는데 이견은 없을 것입니다.

인정하고 싶지 않더라도, 인정하지 않을 수 없다.

그런 속내를 내보인 서양의학 의료관계자가 많아지게 된 것입니다. 이제는 중의학에 부정적인 견해를 보이는 것 자체가 시대착오적이라 할 수 있습니다.

일본에서는 2013년 후생노동성이 통합의료를 다음과 같이 정의했습니다.

'근대서양의학을 전제로 하며, 상호보완, 대체의료나 전통의학 등을 조합하여 QOL(삶의 질)을 더욱 향상시켜 가는 의료이며, 의사주도로 시행하는데, 경우에 따라 여러 직종이 협력해 가는 것'입니다.

이를 토대로, 첨단의료기기가 필요하지 않은 중의학이 재택의료에 적합하다는 생각이 더욱 널리 퍼지게 되었습니다.

하버드대에서 불을 지핀 보완대체의료 추진의 움직임은 중의학의 입지에 큰 변화를 가져온 것 같습니다.

미국 연구팀이 발견한
'이것'은 의학의 새로운 가능성!

◆

발견된 '새로운 기관'

2018년 3월, 미국 뉴욕대학 등의 연구팀이 '인체에 새로운 기관이 있다는 것을 발견했다'라며 과학지 〈사이언티픽리포트(Scientific Reports)〉에 한 논문을 발표했습니다.

그 내용을 간결하게 정리하면 다음과 같습니다.

－전신 세포와 세포 간 체액(간질액)을 채우고 있는
빈 공간을 그동안은 '간질'이라는 단순한 결합조직

으로 보아왔지만, 이것을 새로운 기관으로 다루어
야만 한다.

–이 체액은 세포가 발신하는 신호를 전달하거나, 암
세포를 확산시키는 역할을 담당할 가능성이 있다.

–인체 최대기관이라고 생각했던 피부는 체중의 약
16%를 차지하지만, 이 새로운 기관은 약 20%에 달
한다.

–다양한 장기 활동이나 질병의 요인이 되는 체액의
움직임에 관해 재고할 필요가 있을지 모른다.

지금까지의 서양의학 상식으로는 간질액의 존재는
알고 있었지만, 거기서 무슨 일이 일어나는지는 알지
못했기 때문에 마치 존재하지 않는 것처럼 다루어 왔
습니다.

그것을 이 연구를 통해 뭔가의 수송경로 역할을 담
당한다는 것을 알게 되어, '신발견'이라는 이름을 붙여
발표하게 된 것입니다.

◆

2000년 전부터 알고 있었던
그 '새로운 기관'의 존재

저로서는 '뭐 이제와서~'라는 느낌만 들뿐입니다. 이 새롭게 발견되었다는 기관(서양의학에서 말하는 간질)을 중의학에서는 오장육부 중 하나인 '삼초(三焦)'라는 부(腑)라 불러왔으며, 그 존재를 2000년 전부터 인식해 왔습니다.

삼초는 내장의 경락이며, 수액과 에너지의 수송기관입니다.

서양의학에서는 혈관을 통해 에너지나 영양이 전신으로 보내지고, 림프관을 통해 림프가 수송된다고 하여, 그 이외의 수송경로는 없다고 생각해 왔지만, 중의학에서는 이미 제3의 수송경로로써 경락의 존재를 인지하고 있었습니다.

이 연구팀의 발표를 통해 의학의 새로운 가능성이 열렸다고 이야기되고 있지만, 서양의학이 이제야, 그것도 매우 일부만, 중의학을 따라온 것에 지나지 않습니다.

보이지 않는 것을 '없다'고 단정해 버리는 의학은 의학이라 하기 어렵다.

저는 그렇게 생각합니다.

전통의학의 영감에서 '항말라리아약'이 탄생했다

◆

대위업을 달성한 여성 연구자

2015년 10월, 세계 의학계의 역사가 다시 쓰여 졌습니다.

항말라리아약 '아르테미신'을 발견한 중국 여성 연구자 투유유 씨가 노벨 생리의학상을 수상한 것입니다.

사상 최초의 중국인 자연과학 분야 노벨상 수상입니다. 우수한 공적을 남겨온 그녀에게 중국뿐 아니라, 세계에서 찬사가 이어졌습니다.

말라리아는 학질모기라는 모기를 매개로 전파되는 감염증으로 격심한 오한과 고열을 동반합니다. 중증화되면 뇌병증, 급성신부전, 출혈경향, 간장애 등의 합병증이 발생하며, 최악의 경우 죽음에 이르기도 하는 무서운 질환입니다.

현재 세계 인구의 약 40%가 말라리아 위험에 놓여 있으며, 연간 3~5억 명이 감염되고, 그중 약 100만 명이 사망하고 있는 것으로 알려져 있습니다.

말라리아는 에이즈, 결핵과 함께 3대 감염질환 중 하나로, 오랜 세월 치명적인 질환의 대표격으로 인식되어 왔으나, 투유유 씨가 세상에 내어 놓은 항말라리아약이 WHO(세계보건기구)의 인정을 받은 후, 사망률은 40~50% 감소하게 되었습니다.

이것은 이제 '역사적인 대위업'이라고 이야기하기에 충분합니다.

◆

새로운 의료의 이상형

투유유 씨는 중의학의 오래된 문헌에 기록된 급성병 응급조치법에서 영감을 얻어, 이 약을 개발하는데 성공했습니다.

환자를 병에서 구하기 위해, 서양의학이라는 틀에 갇히지 않고, 자유롭게 연구를 한 것이 주효했습니다.

서양의학과 중의학의 장점을 함께 끌어낸 대단한 발상으로 바로 '새로운 의료의 이상형' 중 하나라 할 수 있겠습니다.

저는 새로운 치료약을 개발하는 것이 얼마나 힘든지 몸소 체험했으므로, 그녀에게 기탄없는 박수를 보내고 싶습니다.

중국 일부에서는 이 한 건으로 중의학의 서양의학화

가 진행되는 것을 우려하는 목소리도 커졌다고 들었는데, 결단코 그런 것은 아닙니다.

중의학의 오묘함과 잠재력을 이 세상에 알릴 수 있는 계기가 된 것이라고 긍정적으로 바라봐야만 한다고 생각합니다.

중의학은 WHO에서도
인정받고 있다

◆

WHO도 중요하게 생각하는 중의학의 확대보급

중의학을 인정하는 움직임, 추천하는 움직임은 최근 수년간 가속화되고 있습니다. 보완대체의료가 세계적 주목받게 된 것과 한방약을 처방하는 의사가 늘어나고 있다는 점은 이미 이야기한대로입니다.

　그리고 2018년 봄, 또 한 번의 진전이 있었습니다.
　WHO가 국제적으로 통계를 내고 있는 질병, 상해, 사인에 관한 분류 체계인 '국제질병분류'에 동양의 전통의료라는 항목을 추가하여 발표한 것입니다.

지금까지의 WHO 의료통계에는 아시아 각국에서 성행하고 있는 전통의료 정보가 반영되어 있지 않았습니다.

서양의학에 편중된 정보만이 수집되어 왔기 때문에 진정한 의미에서 인류 질병의 실태를 모두 파악하지 못해왔습니다.

중의학에 관한 주목도가 증가하고 있다는 것을 중요하게 바라본 것일지, WHO는 드디어 '의료=서양의학'이라는 세상의 상식에 돌 하나를 던져 넣은 것입니다.

◆

과학적 검증이 진행되고 있는 중의학

WHO의 "보증"을 받음으로써 중의학, 더 나아가서는 한방약에 관한 평가는 앞으로 더욱 좋아질 것입니다.

특히 한방약의 유효성에 관해서는 과학적으로 검증되어 가는 케이스가 늘어, '효과적'이라는 인식이 퍼질 것이라 생각합니다.

그동안 서양의학 전문가들은 '한방약은 근거가 부족하다'는 점을 이유로 들어 인정할 수 없다는 자세를 취해왔지만, 그 상황에 변화가 생길지도 모릅니다.

앞으로 중요한 것은 의료관계자뿐 아니라, 일반인들에게도 한방약 관련 지식이 널리 알려져, 쉽게 이용할 수 있는 상황을 만들어가는 것입니다.

일본에서는 현재, 중국에서의 수입에만 의존하는 것이 아니라, 일부 약재의 국산화를 진행하여, 수요확대에 대비하고 있습니다.

그럼에도 불구하고, 101페이지에 다루었듯이 한방약을 보험적용에서 배제하려 했던 과거 상황이 있었을 뿐 아니라, 최근에는 재무성에서 한방약의 자기부담금액을 올리려는 논의가 이루어지고 있습니다.

어떻게든 한방약이 세계적으로 인정받더라도, 일본 정부의 자세나 체질이 구태의연한 현 상황에서는 전망이 꼭 밝다고만은 할 수 없습니다.

'중의학=한방'이라는
확신은 금물!

◆

중의학의 한방과 일본의 한방은 별개

저는 이 책의 서두부터 중의학과 한방(약)을 같은 선
상에 두고 설명해 왔습니다. 여기서 한 가지, 오해가
없도록 중요한 점을 집어두고자 합니다.

　**제가 말하는 '한방'에 일본 국내에서 독자적으로 전승
되어 온 '일본한방'은 포함되지 않는다**는 점입니다.

　앞서 언급한 것처럼 일본의사들은 본격적으로 한방
을 공부할 수 있는 상황이 아닙니다. 80%가 넘는 의사

들이 한방약을 처방하고 있다는 통계는 있더라도, 진정한 의미에서 한방의학을 이해하는 사람은 매우 드뭅니다.

굳이 과장하여 이야기하자면, 완벽히 이해하는 의사는 전무에 가깝다고 표현해도 좋을 것 같습니다.

중의학의 한방은 환자의 체질이나 증상에 따라, 그때마다 그때 최적의 약재조합을 생각해갑니다.

이에 반해 일본한방은 제약회사가 붙여둔 효능에 따라 '이 증상에는 이 한방약'이라는 패턴으로 대응하는 실정입니다. 수박 겉핥기 식 지식으로 어찌 보면 약간은 무책임하게 처방하는 케이스뿐인 것입니다.

◆

한방약도 잘못 쓰면 증상이 악화된다

한방약은 양약보다는 낫다고는 하지만, 전혀 해롭지 않은 것은 아닙니다. 경우에 따라서는 심한 부작용이 발생하기도 합니다.

한방에 정통하지 못한 의사가 정확성이 떨어지는 매뉴얼을 토대로 한방약을 처방한다.

이것이 일본한방의 실태입니다.

저도 지금까지, 잘못된 치료법, 부적절한 약 처방을 많이 봐왔습니다.

예를 들어, '당귀작약산'은 부인병에 잘 듣는 묘약으로 일본한방의 세계에서는 매우 중요시됩니다. 이 한방약은 자궁 혈류를 증가시키는 작용이 있어, 예로부터 임신 중 태아의 성장을 촉진하고, 훌륭한 아기가 태어나게 하는 보조수단으로 알려져 왔습니다.

하지만 자궁근종이나 자궁내막증인 여성이 이 약을 복용하면, 증상이 악화될 위험성을 안게 됩니다.

과거에는 생리불순을 호소하던 30대 여성이 어떤 대학병원 부인과에서 이 약을 처방받아, 2년간 복용을 지속한 결과, 작았던 자궁근종 크기가 배로 증가하여 제 클리닉에 방문한 적이 있었습니다.

한방의학에 관한 바른 지식을 가지고 있지 않은 의사를 만나게 되면, 이런 트러블에 빠져들기도 합니다.

이외에도 꽃가루알레르기에는 '소청룡탕', 피로에는 '보중익기탕', 고열이 나면 '마황탕' 등 그것이 꼭 정답이라고 말할 수 없는 불완전한 매뉴얼이 일본한방에는 만연해 있습니다.

◆

"조금 안다"고 해서 처방해도 될 만한 것이 아니다

본가인 중국에서는 5년제 중의약대학에 들어가 한방의학 교육과 임상실습을 철저히 받고, 시험에 합격하지 않으면 중의사 면허를 취득할 수 없습니다.

그리고 졸업 후에는 추가로 임상교육을 받으며, 이후 국가가 인정하는 명의 밑에서 약 3년에 걸쳐 맨투맨으로 지도 받습니다.

이렇게 10년 가까이 한방의학 자체를 깊이 학습하여, 겨우 한 명분을 하게 되는 것입니다.

조금 안다고 해서 약을 처방할 수 있는 일본한방과는 하늘과 땅 차이라고 할 수 있습니다.

중의학의 한방과 일본한방은 전혀 다른 의학인 것입니다.

당신이 한방약을 처방받을 때, 그 의사나 약사가 제대로 중의학 관련 지식을 습득한 사람인지? 아닌지? 잘 살펴보도록 해주세요.

절망할 필요 없는 이유 **07**

'이제부터 모두 중의학으로' 이런 극단적 사고방식이 수명을 단축할 수 있다

◆

각 의학별로 강한 분야와 약한 분야가 있다

서양의학의 한계를 이해하고, 중의학의 대단함과 가능성을 모두 알아두자. 이것이 이 책을 집필하게 된 가장 큰 목적입니다.

그래서 서양의학에 관해 꽤 엄격한 기준으로 이야기를 반복해 왔습니다.

그렇다보니 읽으면서 의심마귀가 씌어버린 분들도 있을지 모르겠습니다.

하지만 착각할 수도 있기 때문에 이것만은 짚고 넘어가려 합니다.

저는 서양의학을 완전히 부정하는 것은 아닙니다. 동시에 중의학이 단 하나의 결함도 없는 완벽한 의료라고 생각하지도 않습니다.

서양의학 쪽이 치료에 적합한 질환, 서양의학이 아니면 대처할 수 없는 증상도 당연히 존재합니다. 상호 단점과 장점을 보완함으로써, 이상적인 의료가 실현될 수 있는 케이스도 있습니다.

중의학에 관심을 가지고, 한방약에 관한 이해를 키워가는 것은 상당히 고마운 일이나, '모두 한방으로'라고 생각하는 것은 역으로 위험하다 말하지 않을 수 없습니다.

그런 극단적 사고방식이 수명을 단축시킬 수 있습니다.

◆

백혈병은 서양의학으로 치료해야만 할 병

서양의학에 맡기는 것이 좋은 대표적인 질병은 백혈병입니다.

예전에 여배우 나츠메 마사코 씨가 백혈병을 앓아 27세의 젊은 나이로 세상을 떠났는데, 그 후에도 가수인 혼다 미나코 씨, 12대째 가부키 배우인 이치카와 단쥬로 씨, 작가 이케나미 쇼타로 씨 등, 많은 유명인사의 목숨도 빼앗은 무서운 질환입니다.

백혈병은 간단히 말해 혈액암입니다. 혈액 속에 퍼져버린 암세포를 말살하지 않으면, 이 질환은 나을 수 없습니다.

암세포를 말살할 수 있게 하는 것은 바로 화학요법입니다. 한방으로는 그것이 불가능합니다. 항암치료, 방사선치료, 면역요법 등, 서양의학 영역으로만 백혈병에 대처할 수 있습니다.

암세포뿐 아니라 정상적인 세포까지 죽여 버릴 위험성이 동반되며, 극심한 부작용에 당해, 역으로 백혈병이 낫더라도 면역이 억제되어 이후 다른 질환이나 암이 잘 생기는 등, 여러 부정적 요소도 내포하고 있지만, 방치하면 죽음에 이르게 되므로, 살아남기 위해서는 화학요법으로 구해낼 수밖에 없습니다.

백혈병 앞에서는 그 대단한 한방도 무력할 뿐입니다.

◆

그 뒤를 받치며 치료를 서포트!

백혈병에 관해 한방이 할 수 있는 것은 병전, 병중, 병후 서포트 역할을 담당하는 것입니다.

평소부터 한방약을 복용함으로써, 암에 잘 걸리지 않는 체질을 만들어 둘 수 있습니다.

화학요법으로 위장 등의 정상적인 세포가 파괴되어, 설사나 구토 등의 부작용이 생겼을 때, 한방약으로 증상을 완화시킬 수도 있습니다.

또한 낫고 난 뒤 몸을 정상 상태로 유지하기 위해서 한방약을 사용하는 것도 효과적입니다.

이렇듯 한방이 "구석구석" 보충해 줌으로써 증상을 개선할 수 있는 케이스도 있습니다.

골절되었을 때, 정형외과에서 치료를 받으면서 적절한 한방약을 복용하면, 골절부위 골유합이 촉진되며, 치료기간이 반감되기도 합니다.

서양의학과 중의학의 하이브리드 의료입니다.

질병 종류에 따라서는 그것이 최적의 답안이 될 수도 있는 것입니다.

절망할 필요 없는 이유 **08**

체질개선을 통해
장래 의료비 불안을 해소하자

◆

조금만 주의하면 병원에 갈 횟수를 줄일 수 있다

이렇게 이야기하면 스스로의 존재를 부정하는 것일
지도 모르겠지만, 여러분들이 가장 행복한 상황은 의
사를 전혀 만나지 않는 상황, 약을 하나도 복용하지
않는 상황입니다.

생애 내내 건강을 유지하며 천수를 누린다.

이것이 이상적이라는 것은 불을 보듯 뻔한 것이겠
죠.

'현실적이지 않다'

'날 때부터 이미 체질이 약해서, 건강을 유지하기 어렵다'

'아무리 주의를 기울여도, 병이 생기려면 생기고 만다'

네. 그럴지도 모릅니다.

현대사회에서 그것도 의료선진국인 일본에서 한 번도 병원에 가지 않고 일생을 끝낼 수 있는 사람은 전무하다고 볼 수 있겠죠.

하지만 처음부터 포기해 버리는 자세는 좋지 않습니다. 완전히 제로로 만들 수는 없겠지만, 어떻게 노력하느냐에 따라 그 횟수나 정도를 줄일 수는 있습니다.

그런 자세가 의료비 절감을 일으키며, 장래에 관한 불안을 잡고, 정신적 안정을 일으켜, 결과적으로 건강한 몸을 만들어가는 것으로 이어질 것입니다.

◆

체질개선이야말로 질병을 멀리할 수 있는 첫 걸음

여러분이 우선 생각해야만 할 것은 체질개선입니다.

병에 잘 걸린다면, 병에 잘 걸리지 않는 체질로 만들자.

이런 발상이 중요합니다.

적절한 운동도 바람직하지만, 무엇보다 중요한 것은 식생활을 바로잡는 것입니다.

중의학에는 '약식동원(藥食洞源)'이라는 개념이 있는데, 먹는 것을 통해 체질을 조정하고, 질병이 잘 생기지 않는 체질로 만들어 가는 식사요법을 이야기합니다.

'몸이 열을 띨 때는 차가운 것을, 차가울 때는 따뜻한 것을, 여분의 수분이 있을 때는 이것을 제거하는 것을'과 같이 치우침을 제거하여 몸의 밸런스를 조정해 가는 것입니다.

　또한 질병이 없더라도 평소 복용을 통해 건강증진을 촉진할 수 있는 한방약도 있습니다. 그게 무슨 소용이 냐고 할 수도 있겠지만, 노후에 들어갈 막대한 의료비를 억제하기 위한 선행투자라고 생각한다면, 아주 싼 것일지도 모릅니다.

　지금 이 순간, 질병에 잘 걸리지 않도록 체질개선해 가는 방법을 진지하게 생각해 보시길 바랍니다.

중의학에
맡겨야만 하는 병

일본인 '실명원인 1위' 녹내장은 완치 가능!

◆

일본인에게 맞지 않는 치료를 하는 서양의학

현재 40세 이상 일본인 20명 중 1명은 녹내장에 걸려 있는 것으로 알려져 있습니다. 녹내장은 일본인 실명원인 중 톱으로 꼽히는 눈의 질환으로 무서운 병이라는 이미지를 가지고 계신 분들도 계실 겁니다.

시야가 조금씩 좁아져가기 때문에 눈치채지 못한 채 진행되어 버리는 케이스가 많고, 게다가 고령이 될수록 실명률이 올라가는 것도 성가신 점입니다.

녹내장의 원인은 안압이 올라감에 따라 시신경에 장애가 일어나는 타입과 안압이 오르지 않더라도 시신경 유두가 위약해져 발생하는 타입(정상안압 녹내장) 2가지로 나누어집니다.

서구인들은 80% 이상이 전자입니다. 스트레스를 받으면서 교감신경이 긴장된 상태가 되고, 그것이 안압 상승을 일으키는 케이스가 대부분입니다.

따라서 서양의학에서는 우선 안압을 내리기 위한 목적으로 약을 사용하며, 효과가 나타나지 않을 경우, 레이저치료나 수술로 대처합니다.

하지만 모두 대증요법이며, 완치되는 경우는 없습니다.

그런데 일본인의 경우, 70% 이상이 후자이므로 한층 더 서양의학으로는 대처하기 어려운 상황입니다.

따라서 치료하기 어려운 질병으로 인식하고 있는 것

입니다.

◆

중의학으로는 완치도 가능한데

이에 비해 중의학에서는 녹내장을 급성 5타입, 만성 3타입, 총 8타입의 병태가 존재한다고 보며, 각각에 맞는 치료법을 사용합니다.

'스트레스가 원인이면 스트레스를 잡는 약재'

'수분 저류가 원인이면 수분 배설을 촉진하는 약재'

'망막이나 시신경 위약성이 원인이면, 이들 조직을 강화하는 약재'와 같은 형태로, 진찰을 통해 그 원인을 특정하고, 가장 적합한 한방약을 계속 복용하게 함으로써 치료를 해가는 것입니다.

제 경험상, 안압이 높은 타입의 녹내장은 대략 2~3개월 치료로 안압이 저하됩니다. 한방약은 안압상승의

원인을 근본부터 제거해 가므로, **완치시키는 것도 가능**
합니다.

녹내장을 겪고 있다면, 서양의학이 아니라 중의학으
로 보다 적합한 의료혜택을 받는 것이 실명을 피할 수
있는 첫 걸음입니다.

2형 당뇨병은 한방약으로
확실히 조절이 가능하다

◆

1형은 서양의학에 맡겨야만 하는 병

당뇨병은 혈액 중 포도당농도(혈당수치)가 적정수치
보다 높은 상태가 만성적으로 이어지는 질환입니다.
혈액 중 포도당을 세포로 전달해 주는 호르몬(인슐
린)의 분비부족, 또는 그 작용에 이상이 생김으로써
일어납니다.

당뇨병의 타입은 주로 1형과 2형, 2가지로 분류됩니
다. 1형은 췌장질환으로 인슐린을 생성할 수 없게 된
결과, 고혈당 상태가 이어지는 것입니다. 그 상태를 방

치해 두면 죽음에 이를 수도 있기 때문에 주사를 사용
하여 정기적으로 체내에 인슐린을 주입해 주지 않으면
안 됩니다.

인슐린이 나오지 않게 되어버린 췌장을 한방약으로
되돌리는 것을 불가능하기 때문에 1형은 중의학으로
치료불가입니다. 서양의학에 맡겨야만 하는 것이 현실
입니다.

또 다른 형태인 2형은 인슐린 분비는 되지만 작용이
좋지 않거나, (인슐린 저항성) 인슐린 분비량이 줄어들
어 혈당수치가 내려가지 않게 됩니다. 명확한 원인은
알려져 있지 않지만, 유전, 운동부족, 과식 등이 주요
원인인 것으로 생각됩니다.

인슐린 저항성은 체질의 문제이므로 양약으로 치료할
수 없습니다.

운동부족 해소와 식생활 개선 이외에 유효한 수단
이 없다는 것이 고민거리입니다.

◆

혈당이 잘 내려가지 않는 체질을 한방약으로 개선

하지만 중의학을 사용하면, 서양의학으로는 해결이 어려운 2형에도 대처할 수 있습니다. 인슐린 저항성, 곧 **인슐린이 분비되고 있지만 혈당수치가 잘 내려가지 않는 체질을 한방약으로 변화시키는 것**입니다.

　인간은 스트레스를 느끼면 아드레날린이 분비되며, 그것이 간을 자극하여 글리코겐을 포도당으로 분해시키게 됩니다. 동시에 혈당을 내리는 호르몬인 인슐린 분비가 억제되어, 혈당이 상승합니다.

　또한 과식한 경우에는 위장에 오버히트(overheat)가 발생합니다. 그런 상태일 때, 한방약으로 이것을 쿨다운 시키면 좋아지는 것입니다.

　2형의 특징은 인슐린이 제대로 기능하지 못한다는 점인데, 한방약을 효과적으로 복용하면, 그 작용을 조절할 수 있습니다.

뇌 컨디션 조절로
치매를 개선한다

◆

양약을 복용하면 역효과 가능성도

서양의학으로는 도저히 잘 다룰 수 없지만, 중의학이 강점을 보이는 분야가 많이 있습니다. 지금까지 소개한 것 중에서 중요한 것을 뽑자면, 치매, 류마티스관절염, 녹내장 등입니다.

특히 치매는 '들어가며'에서 이미 언급한 것처럼 제가 중의학의 길을 걷게 해준 계기가 된 질병입니다. 제 눈앞에서 치매를 겪던 고령여성이 한방약을 복용하면서 점점 좋아졌고, 정상적인 상태로 돌아가는 과정을 보앉을 때의 충격은 아직도 잊을 수 없습니다.

중의학의 측량할 수 없는 가능성에 충격을 받았던 순간이었습니다.

치매는 크게 뇌가 건조해져 열을 띄는 타입과 뇌에 수분이 저류되어 기능이 떨어진 타입 2가지가 존재합니다. 둘 중 어느 타입인지 살펴, 각각에 맞춘 대처법을 해가야 합니다.

서양의학에서는 치매환자에게 일률적으로 뇌 신경전달물질인 아세틸콜린을 늘려주는 약을 복용하게 하여 뇌를 활성화시키고 개선을 촉진해 간다고 합니다.

하지만 그것이 역효과를 일으키기도 합니다.

뇌가 건조한 타입의 치매에 그렇게 하면, '불에 기름을 붓는' 상태가 되어 버리기 때문입니다.

게다가 치매환자에게 스스로 몸의 변화를 정확하게 체크해 보라 할 수도 없기 때문에 부작용 유무도 잘 알기가 어렵습니다.

◆

뇌를 원래의 컨디션으로 돌리는 중의학 치료법

중의학에서는 모든 치매를 똑같이 다루지 않고, 어떤 타입인지 판단하여, 거기서부터 치료를 시작합니다.

약을 써서 강제로 뇌를 활성화시켜 정상 상태로 돌리려는 것이 아니라, 뇌가 이상해지게 된 원인을 찾아 제거하고, 원래의 컨디션으로 돌려놓는 것입니다.

이것이 중의학의 기본 입장입니다.

'열이 있다면 식히는 효과가 있는 한방약을…'

'수분이 저류되어 있으면 그것을 밖으로 배설시켜 주는 한방약을…'

그렇게 뇌가 지금까지 해온 대로 원래의 작용을 회복할 수 있게 만들어갑니다. 원인을 근본부터 제거하는 것이 목적이므로 치료가 잘되면, 멋지게 치매는 개선됩니다.

서양의학 영역에서 "기적"처럼 생각되는 일도, 수년간의 근거로 무장된 중의학으로 몇 번이든 반복해 해낼 수 있는 것입니다.

◆

중의학 치료로 간호 부담도 줄인다

치매치료를 중의학으로 했을 때의 메리트는 증상이 개선되는 것만이 아닙니다.

우선, 증상이 개선되면 더 이상 한방약을 복용할 필요가 없어지므로, 단순하게는 의료비 부담을 줄일 수 있습니다.

그 점에서는 다소 효과가 있더라도 계속 약을 복용할 것을 강요하는 서양의학과는 크게 다릅니다. 전체적으로 보았을 때, 결국 금전적 측면에서 꽤 큰 차이가 발생하게 된다는 것은 쉽게 상상해 보실 수 있을 것입니다.

또 하나, 환자 가족의 간호 부담을 줄일 수 있다는 점이 큽니다. 치매환자 간호에는 정신적으로나 육체적으로나 막대한 부담이 들어갑니다. 시설에 입소시키더라도 막대한 비용이 들게 되어 있습니다.

하지만 증상이 개선된다면 문제없습니다. 그동안 수없이 있었던 부담이 깨끗이 사려져 버리는 것입니다.

만약 가족 중 누군가가 치매로 진단받게 된다면 어떻게 해야 할까?

선택해야만 할 길은 뻔하지 않을까요?

99세 여성의 심부전이 완치, 몰라볼 정도로 건강하게

◆

건강검진에서 이상이 없더라도
일어날 수 있는 심부전

중의학이 강점을 보이는 분야는 아직 더 있습니다. 치매, 류마티스관절염, 녹내장뿐 아닙니다. 서양의학을 저 멀리 따돌릴 수 있을 만큼의 효과를 보일 질병은 수 없이 많습니다.

심부전도 그중 하나입니다.

서양의학에서는 부작용이 있는 강심제를 사용하는

것이 일반적이나, 중의학이라면, 부작용 위험성이 없는 한방약으로 치료하는 것이 가능합니다.

심부전은 심장 근육이 약해져서, 심장에서 혈액을 전신으로 보내는 기능이 저하되어 버린 질환입니다. 고령자에서 많이 나타나며, 주로 심근경색, 심장판막증, 고혈압 등이 원인이 되어 발생합니다.

하지만 최근에는 젊은 층에서도 심부전이 자주 발견되고는 합니다.

특별한 지병이 없고, 건강검진에서도 '심장에 이상 없음'으로 결과가 나왔음에도 갑자기 이 병에 걸리게 된 케이스가 늘어나고 있는 것입니다.

주요 원인은 정신적 스트레스에 따른 교감신경이상, 수면부족, 운동부족, 염분과잉섭취 등 생활습관에 기인한 것으로 알려져 있습니다.

◆

심부전이 몸에 끼칠 영향은
셀 수 없이 다양하다

심부전의 대표적인 증상은 두근거림, 숨참, 호흡곤란, 부종(급격한 체중 증가) 등이며, 병이 진행하면, 평탄한 길을 걷는 것만으로도 숨이 찰 정도가 됩니다. 그 외에도 피로를 잘 느끼거나, 탈력감이나 권태감을 느끼고, 식은땀을 흘리며, 머리가 띵~하며, 건망증이 심해지기도 합니다.

더 진행하면, 손발 끝이 새파랗게 변하는 청색증이나 저혈압이 일어나기도 합니다.

식욕부진, 구역, 구토, 변비 등의 증상을 일으키는 경우도 있어, 심부전이 일으키는 몸의 이상 현상은 셀 수 없이 많습니다.

만성 심부전은 이러한 상태가 쭉 이어지기 때문에 생활 속 이런저런 상황에서 불편함을 느끼게 됩니다.

물론 심장은 인간이 생명을 유지하기 위해 가장 중요한 장기이므로 확연히 기능이 저하되면 죽음으로 이어질 가능성도 생기게 됩니다.

건강한 생활을 이어가기 위해서는 아무 대책 없이 심부전을 방치해서는 안 되겠죠.

◆

고령여성의 심부전을 산뜻하게
치료한 한방약

중의학에서는 각 환자별 심부전의 원인을 찾아, 그것을 제거할 수 있는 약재 조합을 생각하게 됩니다.

심장근육을 강화하는 약재와 이뇨작용이 있는 약재 등을 다양한 조합으로 묶어, 심부전과 정면승부 하는 것입니다.

한방약은 어떤 원인에든 대처할 수 있지만, 그중에서도 심장근육을 강화하는 약재는 위력이 절대적입니다.

1개월간 복용하면, 거의 대부분의 환자분들이 압도적인 효과를 실감할 수 있습니다.

연령이나 성별, 원인 불문하고, 올라운드 치료를 할 수 있다는 점이 한방약의 최대 강점인 것입니다.

2014년경의 일로 기억하는데, 제 클리닉에 심근경색 이후 심부전이 발생한 99세 여성이 내원했습니다. 저는 바로 그녀에게 최적의 치료법을 생각하여, 강심효과를 기대할 수 있는 조합의 약재를 처방했습니다.

그러자…:

수개월 후, 그녀는 완전 다른 사람처럼 건강해졌습니다.

고령여성의 심부전도 산뜻하게 치료하는 헤아릴 수 없는 힘을 가진 한방약입니다. 중의학 사전에 '너무 고령이어서 대처방법이 없다'는 문구는 존재하지 않습니다.

질 좋은 약재는
골다공증마저도 치료한다

◆

중의학에 도움을 요청했던 2명의 여성

시간을 들여 진찰하고, 병의 상황과 그 원인을 특정합니다.

그리고 그 진단결과에 기초하여 약재 조합을 생각하고, 효과를 기대해 볼 수 있는 한방약을 처방합니다.

이것이 중의학 치료법의 기본이자 대원칙입니다. 진단과 처방 양쪽, 또는 둘 중 하나라도 잘못되면, 치료는 성공할 수 없습니다.

반대로 말하자면, 진단과 처방이 정확하면, 저절로

치료에 성공할 확률이 높아집니다.

 하지만 매우 드물게 진단이나 처방이 틀리지 않았는
데도, 그 증상이 전혀 좋아지지 않는 케이스를 만나기
도 합니다.

 지금부터 구체적인 예를 들어 설명하려 합니다.

 수년 전, 저는 이런 경험을 한 적이 있습니다.

 목과 허리에 통증을 호소하던 초로의 여성 2명이 제
클리닉에 방문했습니다. 정형외과에서 MRI와 CT 검
사를 한 결과, 골다공증이었습니다.

 정형외과에서는 진통제만 처방했지만, 전혀 통증이
잡히지 않아 중의학에 도움을 요청하였던 것입니다.

 재빨리, 두 명 모두에게 영양과 혈액을 공급하는 한
방약을 처방했습니다.

 하지만 3개월을 복용했는데도 증상은 개선되지 않았
습니다. 진단이나 처방 모두 틀리지 않았는데도 말입

니다.

저는 고개를 갸우뚱하며, 그 원인을 생각해 보았습
니다.

◆

약재의 질을 높이자 골밀도가 상승

제일 먼저 의심의 눈이 향한 것은 약재의 질이었습니
다. 제가 이때 사용했던 약재의 질이 거칠었거나, 싼
제품이었거나 하지는 않았지만, 최상의 제품은 아니
었습니다.

**약재는 그 질에 따라 얻을 수 있는 효과에 큰 차이가
있습니다.** 그래서 거기에 원인이 있는 것 아닐까 생각
했던 것입니다.

저는 바로 약재를 일본 내에서 입수할 수 있는 최고
급 제품으로 변경하고, 두 분께 그것을 복용하도록 했
습니다.

그러자 이것이 정통으로 들어맞아, 두 분 모두 1개월

후에는 거의 통증을 느끼지 않게 되었습니다.

2개월 후에는 몸이 힘들고 피곤할 때 외에 통증은 사라졌고, 3개월 후에는 명확히 골밀도가 상승한 것을 확인할 수 있었습니다.

조금 멀리 돌아왔지만, 최종적으로는 서양의학으로 치료하지 못했던 골다공증을 중의학으로 치료할 수 있었던 것입니다.

◆

같은 종류의 약재더라도
질이 나쁜 것은 효과가 없다

앞서 서술한 것처럼 치료가 성공적이기 위해서는 진단과 처방이 맞아야 함은 물론입니다.

여기에 추가로 이 두 명의 여성처럼, 처방에 사용한 약재 품질도 큰 영향을 줍니다.

모든 조건이 완벽히 갖추어지면, 한방약은 제 아무리 난치병이더라도 대항해 갈 수 있습니다—그 사실을 인식하고 계실지 모르겠습니다.

　중의학 전문의는 약재의 질을 감별할 수 있는 눈을 가지고 있지 않으면 안 됩니다. 같은 종류의 약재더라도, 질이 낮아서는 전혀 효과를 낼 수 없습니다.

　지금까지 복용해 온 약재는 효과가 없었는데, 한 단계 품질을 높여 사용하자 질병이 치료되었다는 경우가 생각보다 많습니다.

　약재는 식물, 동물, 광물 등으로 구성되며, 각각이 독자적인 맛이 있습니다. 양질의 음식이 맛있는 것처럼 양질의 약재도 맛있습니다. 그리고 맛있는 약재는 효과도 좋습니다.

　이것이 약재, 나아가서는 한방약의 효과를 결정하는 데 간과할 수 없는 사일인 것입니다.

중의학에 맡겨야만 하는 병 **06**

16년간 치료되지 않았던
중증 천식이 소실되었다!

◆

중증 천식환자를 구하다

중의학 치료는 때때로 우리의 상상을 뛰어넘는 효과를 발휘하기도 합니다. 어떤 병 치료를 하다보면, 그 병뿐 아니라, 부수적으로 별도의 증상까지 좋아지는 경우도 있습니다.

예전에 소아천식 기왕력이 있으며, 60세를 넘어서부터는 중증 천식을 겪어 입원치료를 반복해 온 76세 여성을 진료한 적이 있습니다. 혈압은 윗 혈압이 170, 아래 혈압은 90으로 꽤 높았습니다.

그것이 영향을 준 것일지, 머리털은 백발이고, 눈썹은 모두 빠져버려 용모도 인상 깊었습니다.

천식에는 폐가 열을 가진 상태인 타입과 냉해진 타입 2가지가 있으며, 전자라면 열을 식히는 효과가 있는 한방약을 역으로 후자라면 따뜻하게 하는 효과가 있는 한방약을 처방합니다. 류마티스관절염이나 치매와 동일한 방법입니다.

이 여성은 노화에 따른 폐와 위장의 건조가 있으면서, 스트레스에 의한 신경성염증이 폐에 파급된 것이 천식의 원인이었으므로 저는 열을 식히면서 건조한 것을 윤택하게 하고, 신경흥분을 진정시키는 작용을 가진 한방약을 처방했습니다.

◆

천식 이외의 증상까지도 치료해 버린 한방약

복용을 시작하고 얼마 뒤, 천식발작은 완전히 가라앉

았습니다. 혈압은 윗 혈압이 140, 아래 혈압은 80으로 모두 정상수치 범위까지 하강했습니다. 그리고 지병이었던 요통까지 개선되었습니다. 치료는 대성공으로 마무리되었습니다.

그리고 놀라왔던 점은 지금부터입니다. **치료 후 이 여성에게 또 다른 몸의 변화가 나타났던 것**입니다.

새하얗던 머리에 검은 머리가 자라나더니 조금 지나자 후두부는 거의 검게 덮일 정도로 변해갔습니다. 그리고 빠져버렸던 눈썹도 자라나기 시작하는 믿을 수 없는 광경이 눈앞에 벌어졌습니다.

천식이 완치되고, 회춘하게 되었으며, 치료 전 15년간 앓아왔던 질병이 재발 없이 혈압도 정상인 상태로 지내게 되었습니다.

중의학은 이렇게 "기적"을 일으키기도 합니다.

위궤양 치료는
중의학 독무대

◆

위궤양은 중의학에 맡기자!

스트레스가 주요 발생 원인인 질병에도 중의학이 강점을 보입니다. 특히 위궤양이나 십이지장궤양 등은 서양의학이 적합하지 않은 장르입니다. **단언하건 데, 중의학 독무대입니다.**

위궤양이나 십이지장궤양은 스트레스로 혈관이 쪼그라들어, 위장세포에 산소결핍이 생겨 발생합니다.

스트레스가 생기면, 긴장하여 전신이 수축합니다.

물론, 근육뿐 아니라 혈관도 수축합니다. 그렇게 되면 혈액이 부드럽게 흐르지 못하고, 산소가 그 끝 조직에 다다르지 못하게 됩니다. 그 결과 세포는 산소결핍 상태가 되어 사멸하고, 출혈이 일어납니다.

이것이 한방의학에서 바라보는 위궤양이나 십이지장 궤양의 발생기전입니다.

치료법은 무엇보다 혈액 흐름을 좋게 하는 것이며, 우선은 수축된 혈관을 넓혀주는 것이 중요합니다.

혈관을 확대하는 것 자체는 양약이든 한방약이든 모두 가능하므로, 큰 차이는 없습니다.

문제는 그 다음입니다.

◆

양약은 부족!

서양의학에서는 마취를 걸고 위벽 평활근을 마비(이완)시키고, 혈관을 확장시키는 치료법을 사용합니다.

하지만 그것만으로는 불충분합니다. 혈관을 확장할 뿐 혈류를 좋게 하는 것까지는 불가능하기 때문입니다.

이것이 서양의학의 한계입니다.

약으로 위궤양이나 십이지장궤양을 치료할 수 없습니다.

반면, 한방약을 사용하면 혈관을 확장시키는데 그치지 않고, 혈액 흐름의 속도를 높여줄 수 있습니다.

적절한 한방약을 복용함으로써 혈관이 확장되고, 혈류가 좋아지며, 위장에 충분한 산소가 다다르게 할 수 있어, 궤양이 빠르게 축소되고, 통증을 느끼지 않게 할 수 있습니다.

서양의학에서 사용하는 마취는 말하자면 마약이며, 몸이 받게 될 데미지가 큽니다.

한방약을 사용하면, 제대로 치료하면서도 부작용은 거의 없습니다.

어느 쪽을 선택할지는, 굳이 언급할 필요도 없겠지요.

중의학에 맡겨야만 하는 병 08

잠을 방해했던 이명이
완벽히 소실

◆

원인을 잡아내지 못하는
스스로를 모른 척하는 의사들

원인을 알 수 없고, 병명을 잡아낼 수 없습니다.

이런 상황에 직면했을 때, 서양의학에서는 '방법없음' '치료불가'라는 판단을 내립니다.

'현대 의료기술로는 대처할 방법이 없습니다'

이런 대사를 의학드라마에서 자주 들어보신 적 있을 겁니다.

그중에서도 가장 질이 나쁜 것은 질병의 원인을 잡

아내지 못하는 자신은 모른 척하고, 오히려 환자에게 책임이 있는 것처럼 진단결과를 입에 올리는 의사입니다.

'노화현상 중 하나이기 때문에 방법이 없습니다'
'생활리듬을 개선하지 않으면, 증상은 좋아지지 않습니다'

정말로 그것이 원인일까요?
의사에게 이런 이야기를 듣고, 불신에 사로잡힌 경험이 있는 분들도 계시지 않나요?

중의학에서는 이렇게 마치 문전박대하는 것 같은 내치는 듯한 진단을 하지 않습니다.
환자분이 불편함을 호소하기 때문에 반드시 뭔가 있다고…. 그렇게 생각하여 시간을 들여 문진하고 원인을 찾게 됩니다.
그리고 '이것이 틀림없다' 또는 '거의 이것 때문이다'

라는 결론을 도출하게 됩니다.

◆

이명이 심해서 잠을 자지 못했던 남성

몇 년 전 '밤에 이명 때문에 시끄러워 잘 수가 없다'는 호소를 하는 73세 남성이 제 클리닉에 내원했습니다.

동네 이비인후과 의사는 마치 매뉴얼을 봉독하는 것처럼 "노화현상이기 때문에 방법이 없어요"라고 했다고 합니다.

이명의 원인이 노화현상?

정말로 그뿐일까요?

답은 '아니다'입니다. 이명(난청도 포함)에는 총 5가지 주요 원인이 있고, 잘 조사해 보면 그중 어디에 해당하는지 알 수 있습니다.

그리고 중의학에는 그 타입별로 치료법이 확립되어 있습니다.

①귀에 공급되어야 할 영양과 에너지 부족

　　→에너지를 공급하고, 위장기능을 강화하는 한방
　　　약

②귀로의 혈류 정체

　　→혈액을 늘리며, 혈류를 개선하는 한방약

③자율신경이상

　　→신경계의 열을 식히며, 스트레스를 잡는 한방약

④여분의 수분(담탁〈痰濁〉)에 의한 장애

　　→저류된 수분을 제거하는 한방약

⑤외인성 염증

　　→환부의 열을 식히고, 염증을 진정시키는 한방
　　　약

◆

이명 소실! 그 후 재발 없음

진찰 결과, 이 환자가 호소하던 이명의 원인은 노화
에 따른 오장육부 대사의 저하, 뇌 혈류부족, 귀 신경
의 가벼운 염증인 것으로 판명되어, 저는 이명에 효

과가 있는 광물 약재와 14가지 식물 약재를 조합하여
치료에 임했습니다.

첫 한 달간은 효과가 없었지만, 다시 한 달 더 지속
복용하게 한 결과, 이명 증상이 소실되었습니다. 치료
가 끝났습니다. 그 후 이명은 재발되지 않았다고 합니
다.

이렇게 양방 이비인후과에서 손을 놔버린 고령자 이
명이더라도 중의학이라면 치료가 가능합니다.
'현대 의료기술로는 방법이 없습니다.'
이런 말은 진짜 의료가 무엇인지 알지 못해서 나오는
말인 것입니다.

평생 건강히
장수하기 위한
마음가짐

'병명을 찾아 떠나는 여행'에 나서지 말자

◆

왜 병명에 집착하는가?

앞에서부터 재차 삼차 이야기했던 것처럼, 서양의학에서는 증상의 원인을 특정하여 병명을 붙일 수 없는한, 질병으로 진단하지 않습니다.

병명이 없으면 질환이 아니라고 생각하는 것은 환자분들도 마찬가지입니다.

일본은 오랫동안 '의료=서양의학'이라는 것이 상식처럼 되어 왔으므로 어느새 의료관계자 이외의 사람들에게까지도 이러한 사고방식이 뿌리를 내리게 되었습니다.

병명이 없으면 불안해진다.

과장을 덧붙이면, '원인불명의 난치병으로 죽게 될지도 몰라'라며 점점 부정적인 방향으로 생각하게 됩니다.

가능한 큰 병원에 가서, 정밀검사를 받아보자.

그래도 원인을 못 찾으면, 조금 더 유명한! 더 큰 병원에…!

지금까지 이런 환자분들을 많이 봐 왔습니다.

왜 그렇게까지 병명에 집착하는 것일까?

언제나 신기하게 생각해 왔지만, 일본 의료계가 그렇게 만들어버린 측면도 있기 때문에 어쩔 수 없는 것일지도 모릅니다.

그렇지만 이제 오늘부터 그런 생각에 작별을 고합시다.

얼토당치도 않은 '병명을 찾아 떠나는 여행'은 무의미할 뿐이기 때문입니다.

◆

내 몸이 느끼는 불편함을 우선시하자

독자 여러분, 혹시 나도 지금까지 병명을 찾아 헤매고 있지 않았는지 한번 가슴에 손을 얹고 냉정히 생각해 보세요.

중요한 것은 병명을 찾는 것이 아닙니다. 당신이 몸이 이상하다고 느낀다는 사실과 그것을 치료할 방법을 찾는 것이 무엇보다도 중요합니다.

애초에 검사자체가 불필요한 것일지도 모릅니다.

그럼에도 불구하고 검사를 반복하면 몸에는 더더욱

부담이 걸리게 됩니다.

시간도 돈도 들어갑니다.

만약 병명을 잡아내더라도 그 병이 낫는다는 보장은 어디에도 없습니다.

대증요법밖에 사용할 수 없는 서양의학이라면 더욱 그렇습니다.

그럴 여유가 있다면, 당신이 느끼고 있는 몸의 이상, 증상에 대해, 제대로 귀를 기울여 주는 의사를 찾아보도록 노력해 보세요.

가까운 가족처럼 상담해 주는 의사.

병명은 모르더라도 효과적인 치료법을 생각해 주는 의사.

찾아보면 분명 있습니다.

서양의학만 하는 사람이더라도 그렇게 환자를 생각해 주는 의사들은 반드시 있습니다.

◆

제일 먼저 찾아가야 할 쪽은 어디?

하지만 애초에 바로 병명을 잡아낼 수 없을 것 같은 증상의 질환…. 힘들게 환자를 생각하는 의사를 만났더라도, 서양의학만으로 그 질환을 치료할 노하우를 가지고 있지 못할 가능성이 큽니다. 그럴 때, **강력한 아군이 되어 줄 수 있는 것이 중의학**입니다.

중의학에서는 시간을 들여 문진을 해가므로, 환자분이 납득할 때까지 이야기를 들어줄 수 있습니다.

게다가 병명을 모르더라도 그 증상을 해결할 수 있는 치료법을 도출해 낼 수 있는 경우가 대부분입니다.

이렇게 서양의학과 중의학은 질병이라는 것에 대한 사고방식과 정의가 전혀 다릅니다.

병명이 잡히지 않으면 치료를 시작할 수 없는 의료와 병명이 잡히지 않더라도 치료를 할 수 있는 의료. 당신은 어느 쪽을 선택하고 싶은가요?

건강히 장수하는 비결 **02**

'왠지 몸 상태가 좋지 않다'를 방치하지 말자

◆

부정수소도 엄연한 질환

'부정수소(不定愁訴)'라는 말을 알고 계신가요?

이것은 전 챕터와도 관련된 이야기인데, 환자분이 몸 컨디션 이상을 호소하는데, 검사를 하더라도 객관적 원인을 잡아낼 수 없는 상태를 지칭하는 의료용어입니다. 서양의학에서는 부정수소를 질환으로 보지 않습니다.

그렇다 보니, '질병도 아닌데 엄살을 부리는 자신이 한심하다'며 스스로를 비하하는 분들도 있습니다.

또한 병명을 붙일 수 없는 컨디션 이상은 주위의 이해를 구하기 어려우므로 직장이나 학교에서 쓰라린 경험을 했다는 분들도 꽤 있습니다.

하지만 중의학의 입장에서 이야기하자면, **부정수소도 엄연한 질환**입니다.

서양의학의 기술이나 상식으로 원인을 잡아낼 수 없을 뿐, 반드시 어딘가에 컨디션 이상의 요인은 있습니다. 불편함을 느끼는 부분과 정작 원인이 될 부분이 다른 곳에 상당히 떨어져 있는 케이스도 있습니다.

그것을 찾아 치료하는 것이야말로, 진정한 의료라고 이야기할 수 있지 않을까요?

◆

'왠지 몸 상태가…'라며 고민만 하지 말고
즉시 병원으로

평소보다 식욕이 없다.

항상 머리가 멍~하다.

좀처럼 피로가 풀리지 않는다.

별 일 아닌데 초조하다.

이런 증상이 오랫동안 이어지면 고민하지 말고 바로 의사에게 달려갑시다.

고열이 나지는 않더라도, 심한 두통이나 복통이 없더라도, 일상생활을 문제없이 할 수 있더라도 그렇게 해야 합니다.

그때, 서양의학을 하는 의사는 이 부정수소를 정면으로 마주하지 않을 가능성이 있으므로, 중의학을 하는 의사에게 방문하는 것을 추천합니다.

혹시, 큰 병의 전조일지도 모릅니다. 또는 우울증으로 이어지는 한 단계 전 상태일 수도 있습니다.

'왠지 몸 상태가 좋지 않다'를 절대 방치해서는 안됩니다.

건강히 장수하는 비결 **03**

식품도 모두 약이다

◆

식생활이야말로 의료의 기본이다

가지나 오이를 먹으면 몸이 차가워집니다.

반면, 생강을 먹으면 몸이 따뜻해집니다.

또한 쇠고기가 위장기능을 활성화시키는 작용을 가지고 있는데 반해, 돼지고기는 건조한 몸을 윤택하게 하는 기능이 있습니다.

참치에는 자양강장 효과가 있습니다.

이렇듯 채소, 고기, 생선 등 모든 식품은 인간의 심신에 무언가 영향을 주는 힘을 가지고 있으며, 그것을 약리작용이라 부릅니다.

　자연계에 존재하는 식물, 동물, 광물 등의 물질 만으로 구성되는 한방약은 이른바 식품 중 하나인 것입니다.

　이 세상에 존재하는 식품은 모두 약이며, 그중 특히 약리작용이 강한 것이 한방약.

　이것이 중의학의 기본개념이며, 예로부터 식생활이야말로 의료의 기본이라는 입장을 취하고 있습니다.

　식사 메뉴나 식재료 조합을 고려하다보면, 병에 잘 걸리지 않는 몸, 건강한 몸을 만들어갈 수 있을 것입니다.

◆

생각해 봐야만 하는 '약리작용'

서양의학을 하는 의사나 영양사는 식품에 함유된 성분의 영양학 지식에는 밝지만, 각각의 약리작용에 대해서는 숙지하고 있지 않습니다.

'탄수화물은 1일 OO칼로리 이내로 줄여주세요'

'1일 △△그램 이상의 단백질을 섭취해주세요'

이렇게 지도할 수는 있어도, 구체적으로 어떤 식품을 피해야만 할 것인지, 그리고 어떤 식품을 섭취해야만 할 것인지는 언급하고 있지 못한 것이 현실입니다. 같은 단백질이더라도 육류와 생선이 몸에 미치는 영향(약리작용)은 크게 다름에도 불구하고….

예를 들어 탄수화물 중 빵(소맥)은 초조해 하는 사람의 기분을 완화시키는 효과가 있는 반면, 밥(쌀)은 비슷한 효과가 없습니다. 같은 탄수화물, 같은 칼로리더라도 약리작용은 각각의 식품에 따라 크게 다른 것입니다.

약리작용을 고려하지 않으면, 식생활을 통해 몸 상태를 제대로 조절할 수 없습니다. 체중을 줄이거나, 체내 어떤 성분의 수치를 떨어뜨리는 것은 가능하더라도, 심신 모두 건강한 상태로 유지시킬 수는 없는 것입니다.

◆

사람의 몸은 부족한 것을 필요해하는 성질이 있다

이 책의 메인테마는 아니기도 하거니와 분량 상 여유도 없어 '이 식품에는 이런 효과가 있다' 같은 것을 리스트화하여 상세히 전달할 수는 없지만, 식품의 약리작용에 관해서는 인터넷이나 관련서적에서 많은 정보를 입수할 수 있으므로 한 번 조사해 보세요.

그렇게 하면, 지금 자신에게 무엇이 필요한지, 여러분 자신이 스스로 생각해 볼 수 있을 것입니다. 그리고 슈퍼에서 쇼핑을 할 때나 음식점에서 메뉴를 주문할 때, 그 지식을 활용할 수 있을 것입니다.

또한 인간의 몸은 매우 잘 만들어져 있어서 그때그때

부족한 것을 필요해 하는 특징을 가지고 있습니다.

오장육부가 '지금은 이걸 먹어야 한다' '이것을 먹으면 상태가 좋아진다'라고 한다는 것입니다.

따라서 먹고 싶은 것을 먹는 것도, 효과적인 방법이라 할 수 있겠습니다.

위장이 약하기 때문에 담백한 것이 좋다.

더위 먹은 것 같아서, 고기를 듬뿍 먹고 힘내고 싶다.

그런, 당신의 "본능"을 믿어 보시길 바랍니다.

물론, 폭음폭식은 논외입니다….

건강히 장수하는 비결 **04**

당뇨병에는 '수박'이 좋다

◆

수박의 성분이 폐와 위장의 열을 식힌다

어떤 식품에 관한 대중의 이미지와 그 식품 자체가 가지고 있는 약리작용 사이에 큰 괴리가 있는 경우도 있습니다. 대표적인 예 중 하나를 소개하려 하는데, 바로 수박입니다.

수박은 빨갛고 싱싱한 과육이 특징적인 과채로 당도가 꽤 높은 편입니다.

단것은 절대 안 된다는 원칙을 가지고 계신 분들에게 되도록 섭취를 피해야만 할 식품으로 뽑히기도 합니다.

하지만 그런 이미지와는 다르게, 수박은 당뇨병에 유효합니다.

중의학에서는 당뇨병을 몇 가지 타입으로 분류하는데, 그중 폐와 위장에 열을 가진 타입의 당뇨병에 효과적으로 작용합니다.

수박에 함유된 성분이 폐와 위장의 열을 식히며, 건조한 상태를 윤택하게 하는 것입니다.

한방약이 아니므로 극적인 효과를 기대할 수 없기는 하지만, 보조적 역할은 매우 우수하다고 할 수 있습니다.

당뇨병에는 수박.

꼭 기억해 주세요.

◆

당뇨병 예비군도 수박으로 예방

그리고 물론, 치료뿐 아니라 예방에도 효과를 발휘

합니다.

검사결과 수치 상 당뇨병으로 진행할 우려가 있는 분은 평소부터 수박을 잘 섭취하면, 당뇨병을 피할 수 있는 것입니다.

수박뿐 아니라, 폐나 위장에 열을 가진 타입의 당뇨병에 과일이나 채소는 비교적 유효하며, 과일 중에는 키위, 바나나, 복숭아, 딸기, 무화과 등이 혈당수치 상승을 억제하는 역할을 담당하고 있는 것으로 알려져 있습니다.

중의학은 섭취할 식품으로 심신 상태를 조정하며, 몸을 정상적으로 유지하는 것을 목표로 하는 의료입니다.

한방약을 복용하지 않더라도, 식생활을 고침으로써 스스로 실천할 수 있습니다.

그럼 점을 항상, 잊지 않도록 해주세요.

식생활 서구화가 불러온 위험과 미래는?

◆

가까운 시일 내, 일본은 대장암투성이가 될 것이다

일본인의 식생활은 최근 수십 년간 극적으로 변했습니다. 가장 현저한 변화는 양식요리가 식탁을 차지하는 비율이 늘어났다는 것입니다.

가정요리뿐 아니라, 양식계 음식점도 길거리에 즐비해지게 되어, 일상생활에 완전히 녹아들었습니다.

이러한 상황 속에서 일본인들이 접할 기회가 급증한 식재료가 하나 있습니다.

바로 육류와 기름입니다.

일식은 생선과 채소 중심이며, 기름은 적게 사용합니다. 그런데 정반대 스타일의 요리가 일본인의 식생활에 침투하게 된 것입니다.

육류와 기름은 위장에 큰 부담을 주므로, 몸이 받을 영향이 작지 않습니다. 고지방식과 저식이섬유식이 계기가 되어 대장암 발생 위험성이 상승합니다.

1990년대 초 일본인 암 사망률은 위→폐→대장 순이었는데, 지금은 폐→대장→위로 변했으며, **가까운 시일 내, 대장암이 1위가 될 것이 확실시되고 있습니다.**

◆

추천은 동남아시아 요리

식생활의 서구화에 따라, 그렇지 않아도 위장이 약해져 있는데, 최근에는 기후의 아열대화가 이를 뒤쫓아 진행되고 있습니다.

습기가 몸에 들어오게 되면, 위장 기능이 나빠집니다. 이대로 덥고 푹푹 찌는 기후가 이어지면 상황은 더욱 악화되게 될 것입니다.

위장을 강화하고, 대장암 발생 위험을 억제하기 위해서는 바로 식생활을 바꾸지 않으면 안 됩니다.

우선 기름을 피할 것.

그리고 식이섬유를 많이 섭취할 것.

이 두 가지는 필수입니다.

물론, 과거 일본인들처럼 일식 중심의 식생활로 돌아가는 것도 나쁘지 않지만, **가장 추천하고 싶은 것은 동남아시아 요리입니다.** 같은 습기가 많은 국가더라도, 베트남이나 태국 사람들은 위장이 약하지 않습니다. 그들의 요리에는 수기(水氣)를 날려주는 작용이 있는 향신료가 듬뿍 들어있기 때문입니다.

어쨌든 이 장을 읽고 뜨끔하신 분들은 평소 식생활을 교정해 보세요. 그것이 당신의 미래를 행복하게 해줄지도 모릅니다.

◆

"진짜 한방"이
당신을 구한다!

질병을 완전히 치료하는 방법을 찾고 싶다.

의사의 길을 가기로 결의했던 고교생 시절에 품었던
생각은 실제로 의사가 되어, 수십 년의 경력을 쌓으면
서도 변하지 않고 이어졌습니다.

나 혼자서라도 많은 환자분을 병의 고통에서 구해내
고 싶다.
이것이 속일 수 없는 제 본심입니다.

이 책은 "서양의학의 한계"를 테마로 서양의학이 가
지고 있는 약점과 문제점, 중의학이 아니면 할 수 없는 점을 중심으로 전달했지만, 질병을 완치할 수 있는 방법이라면, 무엇이든 찾아 받아 들여야만 한다고 생각합니다.

의학을 동서로 나누어 보는 시대는 끝났습니다.

말 그대로. 콤비네이션. 하이브리드.

이 세상에 존재하는 모든 의학 지식과 기술을 총동원하여, 가장 최선의 의료를 실현히는 것을 복표로 삼는 것이 우리 의사들이 담당해야 할 사명이라고 확신합니다.

이것을 위해서라면 그 어떤 노력도 아깝지 않습니다.

치료를 받는 입장인 여러분들도, 지금까지 품고 있던 의료에 대한 상식을 바꿔보면 좋을 것 같습니다.

특히 강조하고 싶은 것은 한방약의 파워입니다.

'이상하다' '효과가 없다'라는 오해나 편견은 이제 버려주시길 바랍니다.

한방약을 신뢰할 수 있어야, 효과도 잘 나옵니다.

'이 병에는 이 한방약'이라는 일본한방의 방식이 아니라, 개개의 성별, 체격, 체질, 몸 상태, 병의 증상에 맞춰 오더메이드로 처방하는 "진짜 한방"을 한 번 체감해 보면, 확실히 세계관이 변하게 될 것입니다.

흥미가 있는 분들은 전문지식을 갖춘 의료진이 계신 곳을 꼭 방문해 보세요.

마지막으로 지금의 저라면 고등학생 시절 걸렸던 원인불명의 난치병을 치료할 수 있을 것 같습니다.

그런 자신을 가지고 말할 수 있는 것은 서양의학과 중의학 두 가지를 모두 공부해 왔기 때문입니다.

오카베 한방내과 원장 **오카베 테츠로**

◆

하이브리드의학이야말로 미래의학!

도쿄대 의학부 출신의 엘리트 의사, 그러면서도 중의학에 심취하여 진정한 하이브리드의학을 주장하는 오카베 테츠로 선생의 책을 번역하여 세상에 내어놓습니다.

경력만으로도 화려한 저자는 실제 자신이 고교시절 원인을 알 수 없는 병으로 좌절했던 경험에서부터 이 책의 이야기를 시작합니다. 저자 자신이 의사가 된 계기가 그 원인을 알 수 없는 병, 현대의료가 해결해 주지 못하는 병이었는데, 결국 다시 자신이 똑같은 이유로 중의학에 심취하게 되었다고 설명합니다. 엘리트 출신 의사임과 동시에 이런 자기 스토리로 무장된 의사

가 풀어내는 서양의학의 한계에 대한 고백이자, 그 한
계에 대한 중의학의 가능성 제기라는 면에서 처음 이
책을 번역요청 받았을 때부터 흥미로웠습니다. 배타성
에 찌들 가능성이 높은 엘리트 의사였음에도 아마 자
신의 경험이 있었기에 또 다른 방면의 의학에 관심을
가질 수 있었지 않나 싶습니다.

이 책에는 서양의학의 한계와 중의학으로 대표되는
전통 동양의학의 강점이 잘 서술되어 있습니다. 한쪽
의 한계와 다른 한쪽의 강점을 강조하다보니 조금은
과장된 측면도 분명 존재합니다. 하지만 "환자를 낫게
할 수 있다면, 동서양 의학을 구분할 필요가 있느냐?"
는 오카베 선생의 의견에 전적으로 공감합니다. 본문
에서 저자는 전통에서 조금은 변형된 형태인 일본한방
과 전통의 방식을 고수하는 전통의학의 의미로 중의학
을 구분하여 사용하고 있습니다. 이 차이를 대체할 마
땅한 용어는 없다 생각되어, 저자의 서술 그대로 사용
했음을 밝혀둡니다.

2020년 11월 우리나라에서도 한약(첩약)의 급여화 시범사업이 시작되었습니다. 드디어 한약이 국가주도로 단순히 비싼 약에서 벗어나 대중들이 접하기 편한 치료약의 범주로 들어오게 되는 것입니다. '고령사회'로 진입한 대한민국은 앞으로 각종 만성질환에 대한 부담이 커질 수밖에 없습니다. 유럽 최대의 샤리테 베를린 대학 병원의 안드레아스 미할젠 박사는 "과학적으로 입증된 자연요법이 만성질환의 증가에 대한 유일한 해답"이라며, 만성질환의 효과적 접근을 위해선 패러다임 전환이 필요함을 역설하기도 했습니다. 분명, 고령 만성질환 사회에는 새로운 패러다임의 의료가 필요합니다. 이런 시점에 시작되는 한약(첩약)의 급여화는 국내 하이브리드의학의 도입에 큰 제도적 기틀이 되어주리라 예상합니다.

본 서적의 번역은 평상시 잘 알고 지내던 청홍출판사 최봉규 대표님의 부탁으로 진행하게 되었습니다. 좋은 책을 제게 소개해주셔서 감사드리고, 무사히 출간에까지 이르게 해주신 점 감사드립니다. 항상 제 번역에 관심을 가져주시고, 아낌없는 조언을 해주시는 은사 조기호 교수님께도 따로 감사의 인사를 올립니다. 조기호 교수님 덕에 일본 한방의학을 접하기 시작했고, 오카베 선생의 존재도 교수님을 통해 알고 있었기에 흔쾌히 이 책의 번역을 수락했습니다.

아무쪼록 이 책이 건강에 관심이 있는 현재의 의료에 만족하지 못하고 계신 많은 분들에게 읽혀지길 기원합니다.

역자 권승원

저자 소개

오카베 테츠로(岡部哲郎)

도쿄대학 대학원 의학부 객원연구원.

1948년 출생. 군마현 출신. 전 도쿄대학 대학원 의학연구계 연구과 한방생체방어기능학강좌 특임교수. 전 일본동양의학회 상무이사.

고교시절 원인불명의 난치병에 걸려, 현재의 기술로는 질병을 치료할 수 없다는 것을 몸소 경험했다. 치료법을 스스로 찾아내지 않으면 안 된다며, 의사가 되기로 결심. 도쿄대 의학부에 입학하여, 도쿄대학병원에서 당시 최첨단 항암제연구, 개발에 약 20년을 투자했다.

하지만 일정 성과가 나왔을 때, 다시 서양의학의 한계를 느껴, 새로운 길을 찾아, 중국전통의학의 고명한 한방의, 린 텐테이 일문에서 사사. 눈앞에서 알츠하이머병 환자가 처방받은 약을 복용하고 배회하지 않게 된 것을 보고, 놀란 뒤, 도쿄대 대학원 의학계연구과 한방생체방어기능학강좌에서 중의학 연구를 했다. 도쿄대학병원을 퇴직 후, 시부야에 있는 클리닉을 거쳐, 현재는 서양의학을 베이스로 하며 중국전통의학을 이용

역자 소개

하는 오카베 한방내과에서 주로 서양의학으로는 근치가 불가
능한 난치병 치료를 담당하고 있다. 특히 녹내장 치료에 관해
서는 의사로부터 치료가 어렵다는 판단을 받은 환자의 시야를
회복시키며, 완치에 이르는 놀라운 성과를 올리고 있다. 또한
도쿄대학 대학원 의학부에 객원연구원으로 복귀하여, 중의학
연구에 관여하고 있다. 해외학회에서 다수논문을 발표하며,
중의학 계몽활동도 하고 있다.

권승원

한의학박사. 한방내과전문의
경희대학교 한의과대학 순환신경내과학교실 조교수
경희대학교한방병원 순환신경내과학교실 조교수

하이브리드의학

| 서양의학의 한계를 보완하는 동양의학 |

2021년 1월 29일 1판 1쇄 발행

지은이   오카베 테츠로
옮긴이   권승원

발행인   최봉규
발행처   청홍(지상사)
출판등록   1999년 1월 27일 제2017-000074호

주소   서울 용산구 효창원로64길 6(효창동) 일진빌딩 2층
우편번호   04317
전화번호   02)3453-6111 팩시밀리   02)3452-1440
홈페이지   www.cheonghong.com
이메일   jhj-9020@hanmail.net

한의학 교실

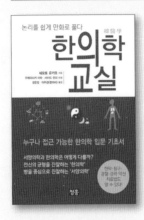

네모토 유키오 / 장은정 이주관

한의학의 기본 개념에는 기와 음양론 오행설이 있다. 기라는 말은 기운 기력 끈기 등과 같이 인간의 마음 상태나 건강 상태를 나타내는 여러 가지 말에 사용되고 있다. 행동에도 기가 관련되어 있다. 무언가를 하려면 일단 하고 싶은 기분이 들어야한다.

값 16,500원 신국판(153*224) 256쪽
ISBN978-89-90116-95-6 2019/9 발행

공복 최고의 약

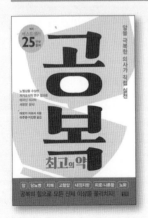

아오키 아츠시 / 이주관 이진원

저자는 생활습관병 환자의 치료를 통해 얻은 경험과 지식을 바탕으로 다음과 같은 고민을 하게 되었다. "어떤 식사를 해야 가장 무리 없이, 스트레스를 받지 않으며 질병을 멀리할 수 있을까?" 그 결과, 도달한 답이 '공복'의 힘을 활용하는 방법이었다.

값 14,800원 국판(148*210) 208쪽
ISBN978-89-90116-00-0 2019/11 발행

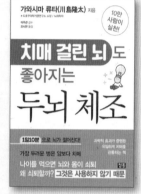

가와시마 류타 / 오시연

이 책을 집어 든 여러분도 '어쩔 수 없는 일'이라고 받아들이는 한편으로 해가 갈수록 심해지는 이 현상을 그냥 둬도 될지 불안해 할 것이다. 요즘 가장 두려운 병은 암보다 치매라고 한다. 치매, 또는 인지증(認知症)이라고 불리는 이 병은 뇌세포가 죽거나 활동이 둔화하여 발생한다.

값 12,800원 신국판변형(153*210) 120쪽
ISBN978-89-90116-84-0 2018/11 발행

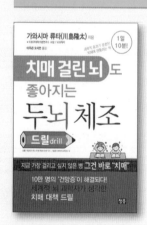

가와시마 류타 / 이주관 오시연

너무 어려운 문제에도 활발하게 반응하지 않는다. 단순한 숫자나 기호를 이용하여 적당히 어려운 계산과 암기 문제를 최대한 빨리 푸는 것이 뇌를 가장 활성화한다. 나이를 먹는다는 것은 '나'라는 역사를 쌓아가는 행위이며 본래 인간으로서의 발달과 성장을 촉진하는 것이다.

값 12,800원 신국판변형(153*210) 128쪽
ISBN978-89-90116-97-0 2019/10 발행

플로차트 한약치료

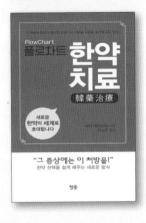

네니미 마사노리 / 권승원

이 책은 저자의 의도가 단순하다. 일단 실제 임상에서 정말로 한약을 사용할 수 있게 하기 위한 입문서다. 그래서 한의학 이론도 한의학 용어도 일절 사용하지 않았다. 서양의학 치료로 난관에 부딪힌 상황을 한약으로 한번쯤 타계해 보자는 식의 사고방식이다.

값 17,700원 사륙변형판(112*184) 240쪽
ISBN978-89-90116-77-2 2017/8 발행

플로차트 한약치료2

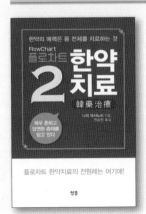

니미 마사노리 / 권승원

기본 처방에 해당되는 것을 사용하면 될 것을 더 좋은 처방이 없는지 고민한다. 선후배들이 그런 일로 일상 진료에 고통을 받는 것을 자주 목격했다. 2권은 바로 매우 흔하고, 당연한 증례를 담고 있다. 1권을 통해 당연한 상황에 바로 낼 수 있는 처방이 제시되었다.

값 19,500원 사륙변형판(120*188) 256쪽
ISBN 978-89-90116-87-1 2019/2 발행

간단 한방처방

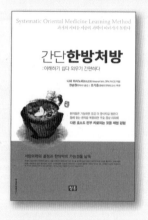

니미 마사노리 / 권승원

과학이 발전하고 진보했어도 과거 한의학의 지혜나 예술적인 지혜를 아직 수치화할 수 없다. 서양의학적인 진료에서는 환자를 보지 않고 검사치나 진단리포트를 보는 경우가 많다. 저자는 체험을 통하여 아주 논리적으로 한의학은 좋은 양생 중에 하나라는 것을 납득시키려는 책이다.

값 18,000원 신국판(153*225) 200쪽
ISBN978-89-90116-64-2 2015/1 발행

간단 한방철칙

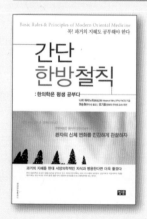

니미 마사노리 / 권승원

저자는 복용하던 양약은 부디 끊지 마라. 그렇지 않으면 증상이 악화되었을 때, 한방처방이 악영향을 미친 것인지, 양약 중단이 증상을 악화시킨 것인지 판단할 수 없다는 것이다. 한약과 양약 그리고 한방의 소소한 이야기 195가지를 아주 쉽게 풀어 쓴 책이다.

값 18,000원 신국판(153*225) 221쪽
ISBN978-89-90116-68-0 2015/10 발행

무릎 통증은 뜸을 뜨면 사라진다!

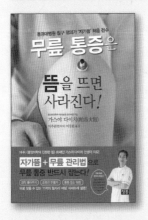

가스야 다이치 / 이주관 이진원

뜸을 뜨면 그 열기가 아픈 무릎을 따뜻하게 하고, 점점 통증을 가라앉게 해 준다. 무릎 주변의 혈자리에 뜸을 뜬 사람들은 대부분 이와 비슷한 느낌을 털어놓는다. 밤에 뜸을 뜨면 잠들 때까지 온기가 지속되어 숙면할 수 있을 뿐 아니라, 다음날 아침에도 몸이 가볍게 느껴진다.

값 13,300원 신국변형판(153*210) 128쪽
ISBN978-89-90116-04-8 2020/4 발행

신종 바이러스감염증 예방과 치료를 위한 한방진료전략

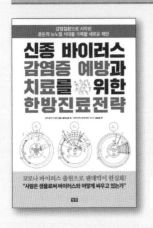

센토 세이시로 / 권승원

코로나(COVID-19)의 등장으로 귀에 익숙하지도 않았던 '팬데믹'이 현실이 되어 세계를 덮치고 있다. '치료법이 없다'고 하는데, 지금 이 순간 이보다 더 큰 임팩트를 가진 말이 있을까? 이 소동이 일단락된다 해도, 재유행 또는 신종 바이러스가 다시 등장할 수도 있지 않을까?

값 18,000원 신국판(153*225) 85쪽
ISBN979-11-91136-01-2 2020/12 발행

한약 암癌 치료

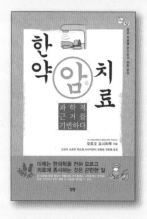

**모토오 요시하루 / 고성규 고호연 박소정
사사키유이 유화승 전찬용**

미래 한의학을 전혀 모르고 의료에 종사하는
것은 곤란한 일이 될 수도 있다. 암 치료, 특히
혼합 병태인 약물요법 부작용에는 다성분계(多
成分系)인 한약에 따른 전인적인 진단, 예방 및
치료를 제안할 수 있다. 이 책은 약물요법에 더
해, 수술 후 체력 저하나 림프부종 등…

값 25,000원 신국판(153*225) 224쪽
ISBN 979-11-91136-00-5 2020/11 발행

내과 한방진료

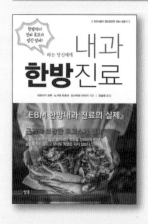

**이와사키 코우 노가미 타츠야 요시자와 마사
키 / 권승원**

이 책은 되도록 최신 근거를 소개하면서도 실
제 진료는 주로 경험론으로 구성했다. 저자 스
스로의 경험이 기본이나 이번에는 《야마모토
이와오의 임상한방》에 큰 신세를 졌다고 했다.
한방 명의이나 한방을 서양의학의 언어로 이해
하는 독자적인 길을 걸었기 때문이다.

값 28,000원 신국판(153*225) 162쪽
ISBN978-89-90116-01-7 2020/7 발행

경락경혈 피로 처방전

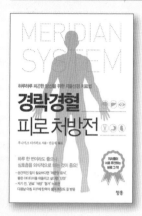

후나미즈 타카히로 / 권승원

경락에는 몸을 종으로 흐르는 큰 경맥과 경맥에서 갈려져 횡으로 주행하는 낙맥이 있다. 또한 경맥에는 정경이라는 장부와 깊은 관련성을 가지는 중요한 12개의 경락이 있다. 장부란 한의학에서 생각하는 몸의 기능을 각 신체 장기에 적용시킨 것이다.

값 15,400원 국판(148*210) 224쪽
ISBN978-89-90116-94-9 2019/9 발행

경락경혈 103, 치료혈을 말하다

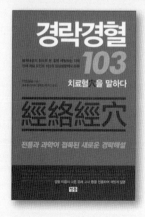

리즈 / 권승원 김지혜 정재영 한가진

경혈을 제대로 컨트롤하면 일반인들의 건강한 생활을 도모할 수 있음을 정리하였다. 이 책은 2010년에 중국에서 베스트셀러 1위에 올랐을 정도로 호평을 받았다. 저자는 반드시 의사의 힘을 빌릴 것이 아니라 본인 스스로 매일 일상생활에서 응용하여 건강하게 살 수 있다.

값 27,000원 신국판(153*225) 400쪽
ISBN978-89-90116-79-6 2018/1 발행

의역동원醫易同源 역경易經

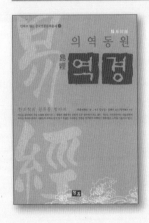

주춘차이 / 김남일 강태의

공자가 죽책(竹册)의 끈이 수십 번 닳아서 끊어지도록 읽었다는 이 책은 풍부한 지식이 뒷받침되어 있는 역작으로 독자들의 욕구를 충족시켜 주고 있으며, 주역하면 어려운 책이라고 선입견을 가진 독자들이라도 흥미롭게 접근할 수 있도록 기초부터 쉽고 명료하게 서술되어 있다.

값 22,000원 사륙배판변형(240*170) 304쪽
ISBN978-89-90116-17-1 2003/10 발행

한의약식韓醫藥食

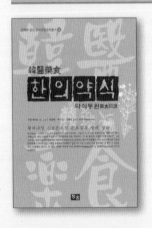

주춘차이 / 정창현 백유상 김혜일

우리 조상들이 수천 년 동안 질병과 싸우면서 부단히 창조하고 발전시켜온 한의약학은 체계적인 이론과 함께 풍부한 경험이 담겨 있는 인류문화의 지혜라고 할 수 있다. 한약은 흔히 본초(本草)라고 하는데 먼 옛날 전설 속의 염제·신농이 백성들이 질병을 앓는 것을 안타깝게 여겨 …

값 22,000원 사륙배판변형(240*170) 332쪽
ISBN978-89-90116-24-4 2006/06 발행

한의학 입문

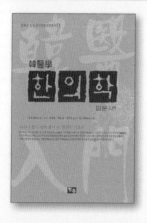

주춘차이 / 정창현 백유상 장우창

한의학만큼 오랜 역사 속에서 자신의 전통을 유지하면서 지금까지 현실에 실용적으로 쓰이고 있는 학문 분야는 많지 않다. 지난 수천 년의 시간 속에서도 원형의 모습을 고스란히 간직하면서 동시에 치열한 임상 치료의 과정 중에서 새로운 기술을 창발 또는 외부로부터 받아들였다.

값 22,000원 사륙배판변형(240*170) 352쪽
ISBN978-89-90116-26-0 2007/2 발행

경락경혈經絡經穴 14경+四經

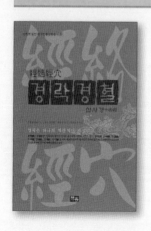

주춘차이 / 정창현 백유상

경락은 우리 몸을 거미줄처럼 엮어 기혈의 흐름을 조절해 주고 있는데, 우주 변화의 신비가 그 속에 축약되어 있고 실제적이면서 철학적인 체계를 갖고 있음은 최근 여러 보도를 통해 확인된 바 있으며 실제로 일반인이 일상생활 속에서 쉽게 행할 수 있는 질병치료의 수단이 되어 왔다.

값 22,000원 사륙배판변형(240*170) 332쪽
ISBN978-89-90116-26-0 2005/10 발행

황제내경黃帝內經 소문편素問篇

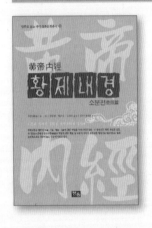

주춘차이 / 정창현 백유상 김경아

황제내경은 동양의학의 이론서 중 가장 오래
된 책이며, 가히 동양의학의 원류라고 불러도
부족함이 없는 고전이다. 〈소문〉은 천인합일설,
음양오행설을 바탕으로 하여 오장육부와 경락
을 통한 기혈의 순행으로 생명 활동을 유지해
나간다. 《내경》이라고도 하며, 의학오경의 하나
이다.

값 22,000원 사륙배판변형(240*170) 312쪽
ISBN978-89-90116-18-5 2004/01 발행

황제내경黃帝內經 영추편靈樞篇

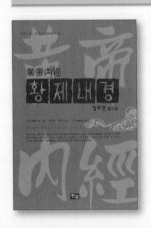

주춘차이 / 정창현 백유상

황제내경은 중국의 전설상의 제왕인 황제와 황
제의 신하였던 기백, 뇌공 등 6명의 명의와 대
화를 빌어 인간의 생명과 건강의 비밀을 논하
고 있다. 〈영추〉는 81편으로 구성되어 있으며,
자법(刺法: 침놓는 법) 및 기(氣), 혈(血), 영(榮),
위(衛) 등을 계통적으로 자세히 설명하고 있다.

값 22,000원 사륙배판변형(240*170) 320쪽
ISBN978-89-90116-19-8 2004/11 발행

임상침구학 臨床鍼灸學

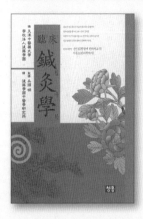

**天津中醫藥大學, 學校法人後藤學園 /
손인철, 이문호**

각종 질환을 치료하는 데 탁월한 침구가 치료
할 수 있는 병의 가짓수도 상상 이상으로 많아
서 거의 모든 병에 적용이 가능할 정도다. 《임
상침구학》은 《황제내경》부터 현대의 저작에 이
르는 역대의 수많은 의학서와 의가의 학설을
수용하여 새롭게 편집된 책이다.

값 70,000원 사륙배판(188*254) 744쪽
ISBN978-89-90116-46-8 2012/3 발행

본초정의 本草正義

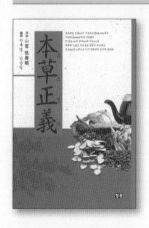

장산뢰 / 안세영 김순일

경《신농본초경神農本草經》이 나온 후 수천 년
의 세월을 거치며 숱한 의가(醫家)들이 축적해
온 본초학 지식은 방대하지만 서로 모순되는
주장도 많았다. 명의 장산뢰(張山雷)는 많은 의
가들의 설을 참고하고 그 진위를 밝혀 혼란을
정리하려고 시도했다. 그 결과물이 바로 이 책
이다.

값 65,000원 사륙배판(257*188) 624쪽
ISBN978-89-90116-35-2 2009/6 발행

약징藥徵

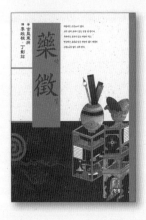

요시마스 토도(吉益東洞) / 이정환 정창현

1700년대에 활약한 일본의 대표적인 한의학자 요시마스 토도는 일본 의학을 중국 의학으로부터 탈피시켜 일본류의 의학으로 완성시키고, 맥진을 버리고 일본의 독창적인 진단법인 복진을 확립시켰으며, 복잡한 중국 의학을 간략한 일본식 한의학으로 변화시켰다.

값 35,000원 사륙배판(188*254) 252쪽
ISBN978-89-90116-25-2 2006/10 발행

새로 보는 방약합편方藥合編하통下統

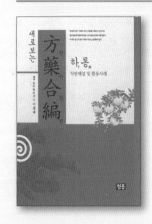

황도연 원저 / 이종대 편저

제3권 하통은 주(主)로 공벌(攻伐)하는 처방이다. 하통은 163종의 처방으로 구성되어 있으며, 총 1천202개의 사례 중 875개가 치험례의 구체적인 설명이 있다. 이러한 병증이 발생하는 기전과 해당 처방의 치료기전과 부작용이 발생한 예도 설명하고 있다.

값 80,000원 국배판(210*297) 840쪽
ISBN978-89-90116-50-5 2012/3 발행

새로 보는 방약합편方藥合編상통上統

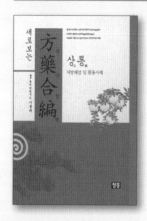

황도연 원저 / 이종대 편저

《새로보는 방약합편》의 제1권 상통은 주(主)로 보익(補益)하는 처방이다. 상통은 123종의 처방으로 구성되어 있으며, 총 2천44개의 사례 중 1천351개가 치험례의 구체적인 설명이 있다. 처방설명은 임상활용에 초점을 맞추었다. 흔히 사용할 수 있는 병증을 나열했다.

값 80,000원 국배판(210*297) 912쪽
ISBN978-89-90116-48-2 2012/3 발행

새로 보는 방약합편方藥合編중통中統

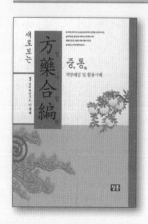

황도연 원저 / 이종대 편저

제2권 중통은 주(主)로 화해(和解)하는 처방이다. 중통은 181종의 처방으로 구성되어 있으며, 총 1천571개의 사례 중 1천94개가 치험례의 구체적인 설명이 있다. 예전에 활용하지 않은 병증이라도 약성에 의거하여 현재 활용도가 높아졌다면 충분하게 설명했다.

값 80,000원 국배판(210*297) 912쪽
ISBN978-89-90116-49-9 2012/3 발행

새로 보는 방약합편方藥合編 〈전4권〉

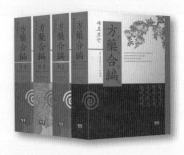

황도연 원저 / 이종대 편저

조선 말기 1885년 간행된 황도연 선생의
《방약합편》은 지금까지 임상가들이 가장
많이 활용하는 한의학 편람서이다. 《새로보
는 방약합편》은 기존의 《방약합편》에서 간
명하게 기록한 부분을 현재의 시각으로 자
세하게 설명하고 실제로 처방을 활용한 사
례를 수록하였다.

값 320,000원 국배판(210*297) 3400쪽
ISBN978-89-90116-47-5(세트) 2012/3 발행

새로 보는 방약합편方藥合編활투침선活套鍼線 외

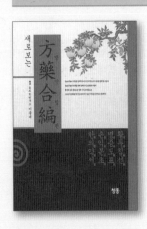

황도연 원저 / 이종대 편저

조선 말기인 1885년 황도연 선생의 뜻에 따라
출간된 《방약합편》은 세월이 지날수록 수많은
임상가에게 애용되는 처방집이다. 실용성, 간결
성, 임상활용의 편리성에서 볼 때 그 유(類)를
찾아볼 수 없는 특출하며, 《새로보는 방약합
편》은 설명하는 것에 중점을 두고 있다.

값 80,000원 국배판(210*297) 736쪽
ISBN978-89-90116-51-2 2012/3 발행